［第二版］よくわかる 医療面接と模擬患者

鈴木 富雄
Tomio Suzuki

阿部 恵子
Keiko Abe

編

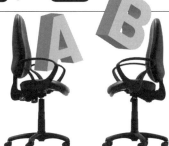

名古屋大学出版会

第2版にあたって

この度,『よくわかる医療面接と模擬患者』の第2版を刊行する運びとなりました。初版の出版から14年という歳月が流れ,その間,医療教育,とりわけ医療面接と模擬患者教育の分野では多くの進展がありました。本書の改訂に際し,私たちはこれらの進歩を反映し,さらに現代のニーズに応える内容となるよう努めました。

初版は,医療面接を学ぶ学生,教育に携わる教員,そして模擬患者の方々にとって,日本で初めての本格的な教科書としてご評価をいただきました。医療面接が単なる「問診」や「病歴聴取」を超えて,医療者と患者の信頼関係を築くためのコミュニケーションの技法として確立され,その教育が広がる契機となったことは,私たちにとって大きな励みであり,誇りでもあります。

第2版では,用語の統一と修正を行い,記述をより精緻なものとしました。また,ロールプレイ用の新たなシナリオを多数追加し,教育現場での実践的活用を一層進めることを目指しました。さらに,本書では,医学教育の制度の進歩にも準じた内容を反映させています。医学部4年次に行われる臨床実習前OSCE(客観的臨床能力試験)は,2005年から共用試験として正式に導入されており,教育の標準化に寄与してきました。それに加え,医学部6年次に行われる臨床実習後OSCEも2020年から共用試験として正式に導入されました。そして,2023年度からは,臨床実習前OSCEおよびCBT(Computer Based Testing)の合格が医師国家試験の受験資格要件として法的に定められ,OSCEの重要性はますます高まっています。本書はこれらの進展を踏まえ,現代の医療教育にふさわしい指針となることを目指しています。

模擬患者教育においても,この14年間で大きな発展が見られました。模擬患者(Simulated Patient: SP)の活用は,単なる技法の習得にとどまらず,患者中心の医療を実践するための心構えを育む重要な要素となっています。本書で

は，初版に引き続き，SP 養成の具体的な手法や，OSCE などでの標準模擬患者（Standardized Patient: SP）の役割についても詳細に記述してあります。これにより，教育者や学生が，医療面接教育をより効果的に行うための指針となることを期待しています。

　本書の刊行に際し，共編者である阿部恵子先生をはじめ，多くの方々のご協力とご尽力に心より感謝申し上げます。本書が，医療面接教育に携わるすべての方々の道しるべとなり，さらなる発展への一助となることを願ってやみません。本書を通じて，より多くの教育現場に医療面接教育の重要性が浸透し，これを学んだ学生たちが真の医療者として社会に貢献する未来を心より願っております。

　2024 年 12 月

編者を代表して　鈴木富雄

は じ め に

この度，『よくわかる医療面接と模擬患者』が刊行されることとなりました。本書は，医療面接を学ぶ学生と医療面接教育にかかわる教員・模擬患者のための日本で初めての本格的な教科書といってよいと思います。

医療面接は臨床能力の基本中の基本ですが，その教育が本格的に卒前教育に導入されるようになったのは，1990年代になってからのことです。それまでは，診断学の中で"問診"や"病歴聴取"として扱われていました。そこにはコミュニケーション教育は含まれていなかったのです。しかし，患者さんと医療者が初めて接するところから医療面接が始まるとすると，両者の関係を築くためのコミュニケーションのとり方の訓練は非常に大切であることが容易にわかります。

そして，医療面接教育は模擬患者（simulated patient：SP）の協力でその教育方法が飛躍的に発展しました。SP は，1960年代に南カリフォルニア大学にいた神経内科医のバロウズ教授が，神経内科領域の症状を再現できる SP を育て programmed patient と名づけたのが始まりとされています。したがって，オリジナルは身体所見を模倣する人であったわけですが，日本では，"医療面接教育"に協力してくださる人として認識が進みました。

日本において SP のニーズを劇的に増やしたのは，日本医学教育学会の「基本的臨床技能教育法ワーキンググループ」が1996年に"基本的臨床技能教育ワークショップ"を開始したことによるといって間違いないと思います。このワークショップは客観的臨床能力試験（OSCE）を全国に広めるきっかけになったものですが，本来の目的は，医療面接と身体診察法の教育法・評価法の普及にありました。その後 SP という言葉は simulated patient と standardized patient の両方の意味で使われるようになっていきました。後者は，OSCE のときのように決まったパフォーマンスが求められる，アドリブが許されない

iii

SPであり，そのため標準模擬患者と呼ばれるようになったのです。

以上が日本における医療面接教育とSPの導入から展開への簡単な経過です（この経過は本文で詳述されています）が，名古屋大学では，私が赴任した直後の1998年から養成を開始しました。間もなく本書の編者の一人である阿部恵子先生が私どもの大学院生となり，本格的なSP養成およびSP養成に関する医学教育学的研究が始まりました。前述の経過からもわかるように，同じSPでも模擬患者と標準模擬患者では求められるパフォーマンスが随分と異なります。そのため養成には十分な準備が必要であり，日本には参考になるテキストがなかったので，2004年に「模擬患者さんの手引き　第1版」という冊子を作成しました。これが本書のもとになったものです。

私たちの研究会活動は，法学部のシミュレーション教育や，他大学の薬学部でのSP養成などに波及していきました。また最近では，研究会のリーダーの方々に名古屋大学の非常勤職員となっていただくようになり，医学教育になくてはならない存在として組織的に位置づけられつつあります。しかし，この間にはさまざまな試行錯誤がありました。これらの経験は，これから医療面接教育やSP養成に取り組まれるところではおそらくどこでも，大なり小なり経験されることだと思います。本書は，私たちの経験を踏まえて書かれていますので，医療面接やSP養成にかかわるすべての人に参考になる情報が満載です。

この度，阿部恵子先生と鈴木富雄先生を中心に本書が編纂される運びとなったことはこの上もない喜びです。本書が日本全国のみなさまに広く活用されることを願ってやみません。

2010年12月

伴　信太郎

この本のねらい

対 象

　本書が読者の対象と考えている方は，非常に多岐にわたりますが，大きく分けて2つのグループに分かれます。第一のグループには，医学生，歯学生，看護学生，薬学生などの医療系大学の学生，医科・歯科の研修医，卒後年数が数年までの看護師・薬剤師など，現場での実践経験がそれほど豊富ではない医療者の方，大学の教員や医療現場で教育業務を担う指導的立場の方が含まれます。

　第二のグループには，医療面接の教育にかかわっている模擬患者（以下 SP とする）の方，今後 SP になりたいと考えていたり，SP の仕事に興味をもっている方，医療者と患者間のコミュニケーションに関心のある方，SP 養成にかかわっている大学の教員や病院の教育担当の方が含まれます。

　本書は上記の方々に対して，2つの役割を果たします。第一のグループには，「医療面接の学習の手引書」としての役割，そして第二のグループには，「SP 養成の手引書」としての役割です。近年，医学部，歯学部のみならず，薬学，看護学などの分野を含め，現場で働く医療者の教育過程において，SP による医療面接の実践的学習はなくてはならないものになっています。医療者教育にかかわるすべての学習者，教育者，そして SP と，どの方々にとっても，本書を一読されれば，この本の有用性がすぐにおわかりになるかと思います。

特徴・構成

　この本の特徴は，医療面接，医学教育，SP 養成にかかわる最新の知見と具体的な実践方法が，教育現場での経験豊かな著者たちにより，初学者にもわかりやすく書かれているということです。また，「シナリオ集」が大変充実しており，明日からの医療面接実習にすぐに役に立つ形になっています。さらに私たちが SP 養成や医療面接実習の際に実際に使用し，多くのノウハウが詰まった資料の一部を，付録として掲載しており，こちらも参考にしていただけると幸いです。

　本書の構成は上記の目的に応じて，二部構成となっています。それぞれの内容を簡

v

単に説明しておきます。第Ⅰ部（第1～3章）は学生や研修医などの医療面接の学習者とその教育者向けに書かれています。ただし，SPの関係者も，第Ⅰ部を読めば，なぜSPが医療面接の学習に必要とされるのか，教育現場でSPに何が求められているかがよくわかります。

第1章「医療面接とは？」では，「医療面接とは何か」という基本的な事項から「悪い知らせの伝え方」のような具体的な話まで，医療面接にかかわる学習すべきすべてのエッセンスがわかりやすく書かれています。医療面接を初めて学習する初学者やその教育に従事される方には，ぜひ熟読していただきたい部分です。

第2章「成人学習理論とシミュレーション教育」では，近年，教育現場で重要視されている「問題解決型学習」の理論的な背景がわかりやすく書かれており，これを読むことにより，学習者のモチベーションが変わり，授業や実習に対してより積極的，自主的に取り組む姿勢が育まれることを期待しています。

第3章「医療面接の評価——客観的臨床能力試験（OSCE）」では，OSCEについて解説しています。医療面接のみならず，医学教育の中のさまざまな学習項目の評価法としてOSCEは当たり前のものとして定着してきましたが，そもそもOSCEとはどのようなもので，何をどのように評価するのか，理論的な事項に関して詳しく書かれています。

第Ⅱ部（第4～7章）はSPとSP養成者を主な対象として書かれています。

第4章「模擬患者とは？」では，SPとはどのようなもので，なぜ医学教育にSPが必要とされるのかなど，SP全般に関しての話が，初学者にもわかりやすく書かれています。この章を読むと，SPの医学教育における重要性が大変よくわかります。

第5章「模擬患者になるには？」では，SPになるためにはどうすればよいのか，あるいはSPを養成するためにはどうすればよいのかが，詳しく述べられています。この章では，SP養成の豊富な経験を積んだ著者ならではの，きわめて具体的で実践的な方法が示されており，SPをこれから目指す方，現在SP養成にかかわっておられる方にとっては必読の章といえるでしょう。

第6章「標準模擬患者のトレーニング」では，SPの中でも，共用試験OSCEで求められるような総括的評価をするために必要とされる「標準模擬患者」と呼ばれるSPの養成について，詳しく解説されています。

第7章「医療面接実習をはじめる」では，実際の授業や実習をSPとともにどのような形式で行っていったらよいかが，具体的な例をあげてわかりやすく説明されています。SPとともに行う医療面接学習のポイントが理解できます。

シナリオ集

次に，シナリオについて述べます。第Ⅰ部，第Ⅱ部の本文を飛ばして，授業や実習のために，この部分だけ利用していただいても結構です。本書ではシナリオをより有効に利用していただくためのいくつかの工夫がなされています。学習者の学習の段階によって難易度を細かく分けたこと。医療面接のみならず臨床実習後OSCEで評価されるような鑑別をふまえた身体診察や患者への説明，家族面談の場面にまで，シナリオの課題を広げたこと。歯科医，薬剤師，看護師，助産師を目指す学習者にも広く使用していただけるような内容にしたこと。以上のように意欲的で新しい試みがなされています。専門にトレーニングされたSPがその場にいなくても，学生同士でシナリオを使用して，医療面接の自己学習を行うこともできます。学生自身が患者役を演じることにより，患者の気持ちを疑似体験することも大切です。しかし，その際には患者役を演じる学生以外は患者役のシナリオを決して先にみずに，学習者用のフェイスシート（患者情報）のみをみて，課題にそって練習を行ってください。問題集の答えをみてから問題を解いても実力はつきませんので，注意してください。

ぜひ，多くの方々にこの本を有効に使用していただき，医療者・患者間のコミュニケーションの重要性をよりいっそう理解していただいた上で，その実践的学習が各方面においてますます発展することを切に願っています。

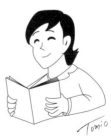

目　次

第2版にあたって　　i
はじめに　　　　　　iii
この本のねらい　　v

第Ⅰ部　医療面接を学ぶ

第1章　医療面接とは？ ……………………………………………… 2

1　医療面接の役割　4

2　医療面接は学べるの？　5

3　医療面接の流れ　5

4　医療面接がうまくいかないとき　10

5　「悪い知らせ」を伝える　12

第2章　成人学習理論とシミュレーション教育 …………………… 14

1　成人学習理論とは？　15

2　成人学習理論の実際　15

3　成人学習理論を用いてどのように学べばよいか？　17

4　シミュレーション教育とは？　17

5　シミュレーション教育の特徴　18

6　シミュレーション教育時に注意すべきポイント　19

7　さまざまなシミュレーション教育の紹介　20

第3章　医療面接の評価──客観的臨床能力試験（OSCE） ……………… 23

1　評価の"いろは"　23

2　OSCE　26

第Ⅱ部　模擬患者のてびき

第4章　模擬患者とは？ ……………………………………………38

1　医療面接教育とSP誕生の背景　38

2　SPの歴史　39

3　SPについて　39

第5章　模擬患者になるには？ ……………………………………45

1　リクルート　45

2　一般模擬患者のトレーニング　48

3　難しいシナリオへの対応　59

4　デビュー　60

5　振り返り　61

6　継続トレーニング　62

7　マネジメント　64

8　トレーニングプログラム　64

第6章　標準模擬患者のトレーニング ……………………………66

1　臨床実習前OSCE用標準模擬患者のトレーニング　66

2　臨床実習後OSCE用標準模擬患者のトレーニング　72
　　──身体診察のあるシナリオ用

3　振り返り　74

第7章　医療面接実習をはじめる ………………………………76

1　準　備　76

2　実　習　81

目　次　ix

3　スタッフの振り返り　83

シナリオ集　85

付1　フィードバックチェックリスト　185
付2　フィードバック用語集　186
付3　フィードバック例文集　188
付4　SP の質のコントロール評価表　190
付5　タイムライン・ワークシート　191
付6　ライフスタイル・ワークシート　192
付7　模擬患者さんのための用語集　193
付8　参考文献　198

執筆者一覧　202

第 **I** 部

医療面接を学ぶ

第1章

医療面接とは？

医師：今日はどうしましたか？

患者：3日前から咳がひどくて，夜も眠れないんです。

医師：それは大変ですね。痰は出ますか？　熱はどうですか？

患者：痰は少し出ますが，熱はありません。

医師：わかりました。

（診察と検査の後……）

医師：胸の音を聞くと，少しぜーぜーしていますね。軽い気管支炎だと思います。抗生物質と咳止めのお薬を出しておくので，飲んでください。これまでに薬でアレルギーが出たことはありますか？

患者：いや，ありません。けど……

医師：それでは，薬を出しておきますね。もし症状が続くようならまたいらしてください。

　みなさんは，医療面接と聞くとどのようなものをイメージしますか？　医師が患者さんに病状を聞く場面でしょうか？　それとも，医師が検査結果や病気の見込みについて説明する場面でしょうか？

　実は一言で「医療面接」といっても，その中には多くの場面が含まれています（図1）。つまり，診察中に行われる患者さんと医療者のコミュニケーションは，すべて医療面接ということができるのです。そして，医療面接における理想的なコミュニケーションとは，患者さんと医療者の間で双方向に行われるものといえます。医療面接に似た言葉に「問診」というものがあり，こちらの方が聞き慣れているという方がいるかもしれません。しかし，問診では「病気

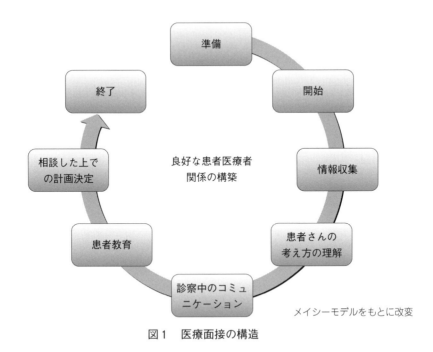

図1　医療面接の構造

の診断・治療に必要な情報を医療者の方から尋ねて収集する」という医療者から患者さんへの一方通行の側面が強く，医療面接がもつ双方向性や，情報収集以外の側面はあまり意識されていません。このため本書では，診療を通じて行われる患者さんと医療者のすべてのやりとりを指して医療面接と表現します。

　こう考えると，左に例としてあげた患者さんと医師のやりとりも，医療面接に含まれます。そしてこうしたやりとりは，決して特殊なものではなく，おそらく日常行われている診療の中で，頻繁にみられるものだと思います。また医師のみならず看護師・薬剤師・検査技師といったさまざまな医療者と患者さんのやりとりも医療面接と呼ばれます。

　この章では医療面接について，図1や左にあげた例を参考にしながら，お話しします。

第1章　医療面接とは？　　3

1 医療面接の役割

　医療面接の役割は，しばしば以下の３つに分けられます。

(1) 情報収集

　患者さんの来院した理由や症状の経過など，健康問題に関する情報を収集することです。一般的な医療面接のイメージに最も近いかもしれません。その際に注意が必要なのは，収集される情報には患者さんの感情なども含まれるということです。このため，「どういった症状があるのか」というように病気だけに注目するのではなく，「今ある問題に対してどのように感じているか」といった患者さんの感情面にも配慮した情報収集が求められます。

(2) 教　育

　高血圧や糖尿病といった生活習慣病のように，長期間にわたり薬や生活習慣の改善を要する病気があります。こうした場合，治療に必要な事柄を医師から患者さんに伝える必要があります。また，風邪や胃腸炎など，短期間で改善するものの，症状がひどいときには生活上の注意が必要な病気もあります。このような注意を促すことも，医療面接の教育的役割のひとつといえます。

(3) 患者医療者関係の構築

　医療面接は治療に必要な信頼関係を築く場であり，医療者とのコミュニケーション自体が，患者さんの気持ちを和らげることがあります。良好な関係が構築できると，患者さんのもつ不安が医療者との会話で解消し，治療的役割を発揮します。

4　　第Ⅰ部　医療面接を学ぶ

2　医療面接は学べるの？

　前述のように，医療面接は医療のさまざまな場面を通じて行われる行為です。このため行われる頻度も高く，医師の場合，40年働くとすると，その間12万〜16万回の医療面接を行うといわれています。しかし，これほど頻回に行われているにもかかわらず，情報収集や教育において，医療面接の役割は十分果たされていないと報告されています。

　また，医療面接に必要な技術についても，個人の人間性や経験に負うところが多いと誤解されがちです。しかし，医療面接に必要なコミュニケーション技術は，習得が可能なものです。個人個人の人間性は重要ですが，それだけでコミュニケーション能力が決まるものではありませんし，それまでの臨床経験がこうした技術の習得に必ずしも結びついていない場合もあります。

　必要な技術を一つひとつ学んでいくことで，よりよい医療面接が可能となります。

3　医療面接の流れ

　図1を参考に医療面接の各段階で行うことやその注意点をみていくことにしましょう。一連の流れは，良好な患者医療者関係を核として進められます。

(1)準　備
①環　境

　プライバシーが守られている環境になっているでしょうか？　机や椅子は十分な数がありますか？　机や椅子の配置は適切でしょうか？

　患者さんと医療者が対面する位置では，患者さんに緊張感を与えてしまいます。患者さんと医療者の位置が90度になるよう椅子を配置しましょう。

② 事前情報

病院のカルテなどでそれまでの情報が得られる場合は，確認しておきます。

⑵ 開　始

① 患者さんの呼び入れ

大声で呼び入れないなど，プライバシーに配慮して行いましょう。

② 本人の確認

同姓同名の方である場合や，聞き間違えのため別の患者さんが入ってくる場合があります。部屋に入ってもらったところで改めて氏名や生年月日などで確認を行いましょう。

③ 自己紹介

「今日担当させて頂きます医師（医学生）の○○です」というように，自分の立場もわかるように自己紹介を行いましょう。

⑶ 情報収集

① 開かれた質問（open-ended question）から始める

開かれた質問とは，「はい」「いいえ」では答えられない質問のことです。例えば「今日はどうして病院にいらしたのですか？」という質問は，「はい」「いいえ」で答えられないため，開かれた質問といえます。これに対して「はい」「いいえ」で答えられる質問を閉ざされた質問（close-ended question）といいます（例：咳は出ますか？　熱はありますか？）。

面接のはじめは，開かれた質問を使って，なるべく相手に自分の言葉で現在抱えている問題について話してもらってください。またその際には，相手が話し終わるまで遮らないようにしてください。医師が遮らないで聞いていても，患者さんが話し終えるまでの時間は長くても平均 90 秒前後です。しかし，医師は平均 18 秒で話を遮ってしまうといわれています。

② 患者さんの「語り」を促進する方法

ⅰ）言語的コミュニケーション

言葉を発することによって「語り」を促進する方法です。次のようなものが

あります。

- 相づち：「ええ」「それで」といった短い言葉で応答することによって，相手が話を進めやすいようにします。
- 繰り返し：相手がいった言葉をそのまま繰り返すことで話を促すことになります。
- 要約：相手のそれまでの話を簡単にまとめることが，語りを促進する他に，「話を聞いてもらえている」という印象を与えることにもなります。

ⅱ）非言語的コミュニケーション

言葉を発せずに行う，語りの促進方法です。うなずきや相手の方に身を乗り出すといった姿勢によるものがあります。また，相手の話すスピードや声のトーンに自分の話し方を合わせるのも，重要な非言語的コミュニケーションのひとつです。

非言語的コミュニケーションには，知らず知らずのうちに相手の「語り」を阻害するようなメッセージを送ってしまうものもあります（例：時計を頻繁にみることで十分時間をかけるつもりがないことを伝えてしまう）。注意しましょう。

③ 閉ざされた質問（close-ended question）による情報収集

開かれた質問により，相手が訪れた理由がおおよそ明らかになると思います。その後は，診断・治療に必要な，相手が言及しなかった話題について，閉ざされた質問（「はい」「いいえ」で答えられる質問）を使って情報収集を行っていきます。

④ 生物心理社会モデル

この情報収集の段階で重要となるのが，生物心理社会モデル（bio-psycho-social モデル）に基づいて，患者さんの問題を分析，理解することです。従来の生物医学的なモデルでは，患者さんのもつ病気のみに焦点が当たることになります。そのため，その体の中で

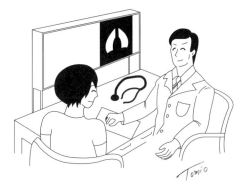

医療面接の風景

どんな異常が生じているのか，ということは検討されますが，しかし，病気が患者さんの心理的側面や社会的側面（家族や職場などとの関連）にどんな影響があるのか，逆に病気が心理的側面や社会的側面からどういった影響を受けているのか，ということには十分な注意が払われません。

　生物心理社会モデルでは，患者さんを心理社会的な側面をもった一人の人間として考えます。そして，人間の抱える健康問題を，心理社会的な側面にもおよぶものとして理解し，全人的に解決することを目指していきます。

⑷ 患者さんの考え方の理解

　患者さんは，それぞれに自分が抱えている問題に対して何らかの考えをもっています。これを解釈モデルといいます。解釈モデルには，病気の原因に対する考えや検査・治療に関する希望といったものが含まれます。

　冒頭の例では，患者さんが言いよどんでいるうちに，医師が診察結果の説明と治療方針の決定を行い，面接を終わらせています。もし患者さんが授乳中の女性であった場合，「赤ちゃんに影響があるといけないので，なるべく薬は飲みたくない」と思っているかもしれませんし，ご家族がいる場合であれば，「家族にうつる病気なのか？　そうならばどう予防したらよいのか？」という不安があるかもしれません。あるいは，先ほどまで語られていたことは医療機関に来るためのきっかけに過ぎず，他に検査してもらいたい問題があるのかもしれません。

　こうした解釈モデルは早い段階で確認しておかないと，再度の医療面接が必要となってきます。また，こうした解釈モデルを把握するためにも，生物心理社会モデルに基づいて患者さんの問題を理解することが求められます。

⑸ 診察中のコミュニケーション

　診察の際は，患者さんに診察を行うことを説明し，了解を得てから行いましょう。

　他人に体に触れられることは緊張しますし，患者さんには診察の一つひとつが何を調べているのか，自分が伝えた問題とどういった関連があるのか，非常

にわかりにくいものです。このため，診察中にもこれから何を調べるのか，診察の結果がどうだったかを伝えながら行うようにしましょう。

　診察に際しては，診察する部分が十分みえるように衣服を脱いでもらうなどの対応を患者さんに求めることがあります。こうした場合，診察しない部分はみえないようにタオルをかけるなど，患者さんの羞恥心に配慮した対応が必要です。

⑹ 患者教育

　ここでは，診察や検査の結果と今後治療に必要であると考えられる事柄を，患者さんに伝え理解してもらうことが必要になります。ただし，この段階でも医療者が自分の考えだけを述べるのではなく，患者さんが不安に感じている点や知りたいと思っている点についても対応していきます。このため，はじめに患者さんの考えを確認しましょう。

　また，患者さんが事前に何らかの病名を他の医療者から伝えられている場合，それをどの程度理解しているか確認することも大切です（例：○○という病気について，今までどのように説明されてきましたか？）。こうして確認された患者さんの不安などの感情や病気についての理解の程度に合わせて説明をしていくようにしましょう。

　説明が一通り終わった時点で，患者さんが内容を理解してくれたかを確認することも忘れないようにしてください。患者さんに話を要約してもらうことも有効な方法のひとつです（例：確認のため，今私が説明したことを自分なりにまとめて話してもらえますか？）。

⑺ 相談した上での計画決定

　医療者が必要だと思ったことが，すぐに治療として行えるわけではありません。50％の患者さんが，処方された薬剤を全く飲まない，または誤った飲み方をしていたという報告もあります。こうした事態を避けるためにも，患者さん自身に検査や治療の計画作成にかかわってもらい，意思や希望を計画に反映させる必要があります。

第1章　医療面接とは？　　9

そのために，医療者は現在可能な選択肢について説明し，患者さんと相談した上で，患者さん・医療者の双方が納得できる選択肢を選ぶよう意識してください。またこうした相談を行う際には，そのつど患者さんと医療者の，問題に対する理解の差が大きくないか確認するようにしましょう（例：○○を治療しないとどういった問題があると思いますか？）。

こうした観点から，冒頭の例を振り返ると，何か問題点はあるでしょうか？

(8) 終　了

ここまでで，患者さんが抱えていた問題に対する検査や治療の計画は立てられたと思います。しかし，診察を終了するにあたって，再度話し忘れたことや心配なことがないかを確認してください。

また，当面の計画で問題が生じた場合（体調の悪化やスケジュールが合わなくなったなど）の対処法についても，ここで明確にしておきましょう。

4　医療面接がうまくいかないとき

医療面接ではしばしば，「質問に答えてもらえない」「患者さんに怒りをぶつけられる」といった，対応が困難な場面に出会います。こうした場面では，患者さんもしくは医療者のどちらかにコミュニケーションを滞らせる原因のあることが考えられるため，何が問題なのか，落ち着いて考える必要があります。特に患者さんは，それまでの経験からさまざまな思いを医療に対してもっています。そうした思いに目を向けることが，よりよい医療面接への一歩となります。

(1) 患者さん側の問題
① 医療への不信感

これまでの症状の経過が長かった患者さんや，病院にかかる機会が多かった患者さんの中には，その経験に基づいた医療不信が生じていることがあります。

こうした場合，不信感は必ずしも医療者個人に向けられているものではないので，まずそのことを理解する必要があります。その上で，その不信感を解消するために，患者さんと取り組めることを話し合うように心がけます。

② 怒り・悲しみといった強い感情

医療者は，患者さんの怒りや悲しみといった強い感情に直面することがしばしばあります。こうした状況でも，その感情の原因について考える必要があります。そして，その感情に対する共感を示すことが効果的な対応となります。この場合の共感とは，「そうした感情をもつに至った経過などを理解し，さらに理解したことを伝える」ことです。安易に「わかります」と伝えることは逆効果になるため，注意が必要です。

(2) 医療者側の問題

① 医療面接の意義に対する理解の不足

医療者自身が，医療面接を単に必要な情報を収集する機会としてのみとらえていると，コミュニケーションに問題を生じることがあります。患者さんの抱える苦悩や感情に理解を示すことがなくなるでしょうし，質問したことに答えてくれない患者さんにいら立ちを感じるかもしれません。このため，医療者は常に，医療面接が治療に必要な信頼関係を築く場であること，場合によっては，治療そのものになる可能性があることを意識する必要があります。

② 時間の制限による焦燥感

多くの患者さんに対応しなければならない医療者にとって，一人ひとりに十分な時間をかけることができない状況は非常に強いストレスとなります。特に，一人の患者さんから多くの症状についての対応を求められた場合は，次の患者さんのことも考え，焦燥感が強くなり十分な対応ができなくなります。こうした場合，患者さんに何が最も問題となっているか順位を付けてもらいます。その上で，医療者としての優先順位を伝え，双方が納得した上で診療を進められるよう話し合ってみましょう。

5 「悪い知らせ」を伝える

「悪い知らせ」とは、「受け取る側の希望や期待を裏切るような情報」すべてを指しています。つまり、余命の告知から、旅行をあきらめ自宅で安静にしなければいけないといったことまで含めた、幅広いものなのです。このように考えると、医療者は「悪い知らせ」を伝えるという困難な仕事に日常的に直面していることになります。

近年、「悪い知らせ」を伝えるにあたって必要な配慮や技術を整理したガイドラインがいくつか作られてきました。表1で、その中のひとつである「SPIKES」モデルについて説明します。「SPIKES」は医療者が行うべき6つのことがらの頭文字をつなぎ合わせたものです。

表1 「SPIKES」モデル

1 **場の設定（Setting）**
患者さんと話をする場を設定します。信頼関係を築くため、プライバシーが守られるよう配慮することや、過ごしやすいよう部屋を整えることなどが含まれます。

2 **患者さんの理解の確認（Perception）**
患者さんやその家族が、現在生じている問題をどのように考えているかを確認します。
例：現在の症状の原因について、○○さん自身はどのように考えていますか？

3 **患者さんへの説明に対する希望・受け入れの確認（Invitation）**
患者さんやその家族に、現在の状態についての医師からの説明を希望するか確認します。
例：もし検査結果が出たら、すべてを説明してもらいたいと思いますか？

4 **医学的情報の提供（Knowledge）**
必要な情報を少しずつ伝えていきます。その際、患者さんがどの程度理解しているかを頻繁に確認するようにします。また、専門用語は極力使わないように心がけます。

12　第Ⅰ部　医療面接を学ぶ

5 共感的対応（Empathize）
　患者さんや家族への共感を示し，相手がどのように感じているかを理解する
　よう努めます。

6 要約と今後の方針（Summary and strategy）
　説明した内容をまとめ，今後の治療方針などについて相談します。

　このように，説明を受ける側がどう感じたか，という点に常に配慮すること
が必要です。また，それぞれのステップについては十分な時間をかけ，場合に
よっては同じステップを繰り返すことも考慮してください。

　最後に改めて冒頭の医療面接の例に戻ってみましょう。
　みなさんがこの章で学んで来たことから考えて，何か問題点はあるでしょう
か？　また，それはどのように改善すればよいでしょうか？
　こうした点を念頭に置きながら，今後の医療面接に関する学習・トレーニン
グを進めていきましょう。

第2章
成人学習理論とシミュレーション教育

　医療面接については，前章でよくおわかりになったかと思います。医療者として患者さんを診るときに必要となる最も基本的な技能としては，医療面接の他に身体診察があります。これらの基本的な技能は外来や病棟などの臨床の場面で重要となるので，「基本的臨床技能」と呼ばれています（図1）。この章ではこの「基本的臨床技能」を学ぶときに重要となる教育学における理論背景に少し触れてみましょう。ここでは，成人学習理論とシミュレーション教育についてお話しします。

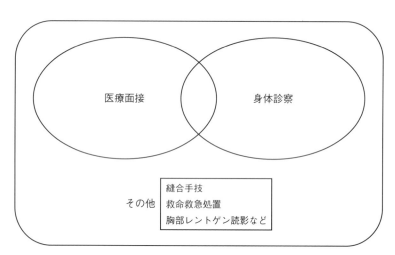

図1　基本的臨床技能：医療面接と身体診察が大きな柱

1 成人学習理論とは？

　小学生の頃を思い出して下さい。新しい漢字を覚えたり，九九を覚えたり，すべてが新しい学びの連続でした。今思うと，よくあれだけ一度に，一見意味のない符号や呪文にも思える多くのことを学ぶことができたと思います。それが成人になると状況が少し違ってきます。大脳皮質の柔軟性は失われて，子供の頃のような丸暗記はできなくなります。しかし，大人には大きな武器があります。例えば，実社会での必要性や自分の興味と結び付いた強い継続的な学習意欲や，長年かけて身に付けてきた失敗も含めた広い学習経験は子どもにはないものです。私たち大人はそれらの武器を利用して，より広く深く新しいことを学ぶことができるのです。それらの学びの原則が成人学習理論です。どんなものなのか，早速みてみましょう。

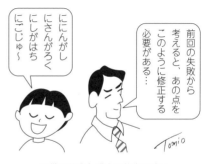

子供の教育と成人の教育の違い

2 成人学習理論の実際

　成人学習理論はノールズという人により1980年に提唱され，コルブという人にも受け継がれ，発展してきました。この理論は以下の5つの仮説に基づいています。ここでいう成人とは，年齢に関係なく，「自らの行動を決定できる個人へと成長した人間」と考えてください。

　1　成人は他人に依存した状態から，自ら意思決定を行う人間へと成長する。
　　成人は何を学ぶ必要があるのか，そのためにはどのような方法があるのか

第2章　成人学習理論とシミュレーション教育　　15

を知っている。

2　成人には，多くの経験が蓄積され続けている。この豊富な学習資源としての経験が，新たな学習を生みだし，増強する。またこの過去の経験は，新しい知識や技能を習得する上で効果的な文脈を与えてくれる。

3　成人が次に何を学ぼうとするのか（学習の準備状態）は，彼自身，社会の一員として当てられるタスク（課題）と強く関連する。成人は，日常生活での需要と結び付いた学習に価値を置く。

4　成人は，得られた知識をすぐに適用しようとする。すなわち，成人はより問題指向型学習を好み，日々の生活で直面した問題を解決できるような学習に価値を置く。

5　成人は，外的なものよりも自分の内的な要因によって，より強く動機づけられる。成功への内的欲求，学習への満足，自分自身の目標の存在が，外的なインセンティブ（誘因）や報酬よりも大きく動機づけに影響する。

少し難しい表現が続きましたが，わかりやすく言いかえてみましょう（表1）。

表1　成人学習理論における5つの原則

```
1　成人は自分の意思で学ぶ
2　成人は（自分や他人の）豊富な経験を利用して学ぶ
3　成人は自分の学習ニーズに合った学習を求める
4　成人は学んだことを早く使いたい（使う必要がある）と思う
5　成人は自分自身のために学ぶ
```

いかがですか？　近年医学部で行われている，少人数対象の問題指向型チュートリアル教育をはじめとする種々の医学教育改革の方向性も，成人学習理論を知った上でもう一度眺めてみると，その意味がより深く理解できると思います。

3　成人学習理論を用いてどのように学べばよいか？

　では，以上のような原則を知った上で，どのようにして実際の学習を進めていけばよいのでしょうか？　これに関しても，ノールズは6つのポイントを提唱しています（表2）。

表2　成人学習理論を用いた教育の6つのポイント

```
1  効果的な学習環境を整えること
2  学習者を巻き込んで，カリキュラムの方向づけや学習方法を決めること
3  それぞれの学習者に，自分自身の学習のニーズを自覚させること
4  自分自身の目標に到達するため，必要な学習資源や学習方法を見出すよ
   う働きかけること
5  自分の学習プランを実行できるよう手助けすること
6  学習の評価にも学習者を巻き込むこと
```

　みなさん方が勉強会を計画したり，教育カリキュラムを立てたりするときには，上記のポイントに気をつけて行うと，素晴らしい学びの場が生まれると思います。

　さて，ここでもうひとつ，医学教育の実践を考えるとき，非常に有効な教育手法についてお話ししておきましょう。それがシミュレーション教育です。

4　シミュレーション教育とは？

　成人学習理論については，ご理解いただけましたか？

　次にその理論に基づいた上で，医学教育にどんな教育方法が有効なのか考えてみましょう。医学教育には，医学という科学の一分野を研究する「科学者」を育てるという側面もありますが，患者さんを診察して病気を治す「医師」を

第2章　成人学習理論とシミュレーション教育　17

育てるという側面が非常に大切です。もう少し言葉を換えていえば，医師という職業人を育てるためのプロフェッショナル教育が重要となります。医師は，緊迫した医療現場において，患者さんという生身の人間を相手に深くかかわることになるので，現場に出る前に十分なトレーニングが必要です。しかしながら，生身の患者さんを相手に一から練習することはできませんし，それは許されません。そこで，現場に近い形で模擬的にトレーニングをすることが必要となります。それがシミュレーション教育です。

5　シミュレーション教育の特徴

　シミュレーション教育には多くの長所がありますが，その中でも重要な4点を表3にあげます。

表3　シミュレーション教育の4つの長所

1　繰り返し行うことができる
　学習者が納得し，一定の到達目標に達するまで,何度でも行うことができます。

2　リスクを排して安全に行うことができる
　模擬現場ですから，その時点で学習者の技能が未熟であっても，患者さんに害を与える心配がありません。学習者にとっても，失敗の許される安全でストレスの少ない環境の中で十分に学ぶことが可能となります。

3　学習者の準備段階や到達目標によって設定の難易度を変えられる
　同じ学年や学習段階の学習者に対しては，全く同じレベルのシミュレーションを何度でも繰り返すことができる一方で，異なった学習段階の学習者に対しては，学習者の成長過程に応じて，シナリオや器具の設定を調整することにより，シミュレーションの難易度を変えることができます。これは，学習者のモチベーションを高め学習を継続的かつ効果的に行うために重要なことです。

4　十分時間をかけて振り返りとフィードバックが行える
　実際の現場では許されない失敗も，ここでは歓迎されることがあります。失

> 敗から学ぶことが非常に多いからです。重要なことは，なぜ失敗したのかという理由を十分に考察し，次の学習につなげていくことなのです。

6 シミュレーション教育時に注意すべきポイント

次にシミュレーション教育を行う上で重要となる2つのポイントをお話しします。

(1) できるだけ現場に近いリアルな状況で行うこと

シミュレーション教育の最終的な目的は，医療現場での診療が適切にできることにあります。したがって，シミュレーション教育は，可能な限り患者さんを診る救急室や外来診察室に近い設定で行いたいものです。実際の医療現場での机・ベッドの配置や部屋の雰囲気の中で練習しておけば，いざというとき，あわてずにその通り行うことができます。また，実際の医療現場に近い雰囲気の中で，現実に起こりえるシナリオを使用した学習は，緊迫感をもって真剣に取り組まざるをえません。模擬患者（SP）の協力を得た医療面接実習も，実際の診察室と同じような模擬診察室で行うのが理想です。

(2) 常に学習者の自発的な気づきや学びを促すこと

シミュレーション教育の中では，ファシリテータとよばれる司会役が重要です。ファシリテータとは，学習全体の進行役，まとめ役ですが，学習者に自らの気づきを促し，次の学習につながるモチベーションが促進されるように，適切なフ

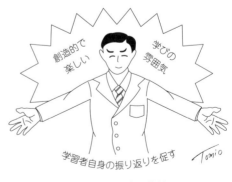

ファシリテータの役割

ィードバックや声かけをすることが求められます。他人からの一方的な指摘ではなく，学習者が自ら気づいたことは，印象深く心に残り，さらなる学習の意欲へとつながっていきます。学習者自身の振り返りが適切に行われるように，創造的で楽しい学びの雰囲気を維持していくことも，ファシリテータの大切な役割です。

7　さまざまなシミュレーション教育の紹介

　医学教育では，さまざまな局面でシミュレーション教育が用いられています。どんなシミュレーション教育が行われているのか，少しご紹介します。

(1) 医療面接
　現場の設定や患者の訴えなどが細かく定められた患者用シナリオに沿ってSP が患者役を演じることにより，実際の患者を相手にしているようなシミュレーション教育が行われるようになっています。シナリオの内容や演じ方を変えることにより，医療現場の多様な局面における異なる難易度の医療面接のトレーニングを行うことができます。医学生や研修医のみならず，歯学生，看護学生，薬学生，検査技師など，さまざまな医療者教育の分野においても，今ではSP なしでは成り立たなくなってきています。

(2) 身体診察
　身体診察の学習のために，医学生や研修医が実習や研修の中でお互いの体を診察し合うのも一種のシミュレーション教育です。SP の協力を得て，医療面接と身体診察を組み合わせたシナリオを使用することにより，より実践的なシミュレーション教育も行われるようになっています。また，CD や DVD を利用して異常所見を拾い上げるトレーニングや，聴診器でさまざまな呼吸音を聴くことができる聴診トレーニング用の人形（例：ミスターラング）や心音聴取を含む循環器系の精密なトレーニング用の人形（例：イチロー）の利用など，

20　　第Ⅰ部　医療面接を学ぶ

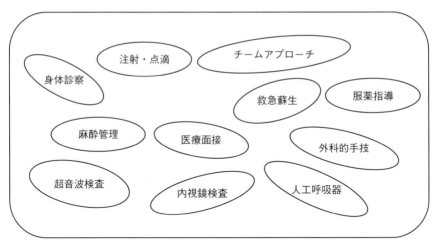

図2　さまざまなシミュレーション教育の例

シミュレーション教育に関する多くの工夫がなされています。

(3) インフォームドコンセント・患者教育

　これらは広い意味での医療面接に含まれますが，患者とのコミュニケーションの力がより問われることになります。疾病や患者にかかわる詳細な情報をシナリオに盛り込み，SPの協力を得ることによって，実践的なトレーニングを行うことができます。

(4) 救命救急処置

　救命救急トレーニング用に作られた人形を用い，救急室や事故現場での重症患者をシミュレーションして，心肺蘇生や外傷処置などの緊急的介入のトレーニングをします。医師だけでなく，救急救命士や看護師などを含むチームで行うと，より現場に近いシミュレーション学習が可能となります。

　以上，シミュレーション教育の中でも特に「基本的臨床技能」として重要な「医療面接」，「身体診察」，「救命救急処置」などに関して述べました（図2）。

少しイメージがわいてきたでしょうか？

　この章では，主に成人学習理論とシミュレーション教育についてお話ししました。今まではあまりなじみがなかったことかもしれませんが，教育を行う教育者だけではなく，教育を受ける学習者にとっても，教育理論を知ることにより，いっそう深く学ぶことができるでしょう。

第 **3** 章

医療面接の評価
客観的臨床能力試験（OSCE）

　この章では，医療面接の評価についてお話しします。医療面接が，うまくできたのか，もしくはできなかったのか？　医療面接のどんな部分を，どうやって評価するのか？　これらは，評価する医療者や模擬患者（SP）のみならず，評価する／される学生，研修医にとっても，気になるテーマでしょう。もちろん同僚同士でも評価はできます。教科書や独自の評価表をもとに，お互いを評価し，患者役として相手を客観視することで，違った観点から医療者を評価することができるようになるのです。

　本章ではまず，最初に評価の"いろは"についてお話しします。そして第1章でみた医療面接の内容をふまえて，実際の教育の現場でどのような評価が行われているのか，"OSCE（客観的臨床能力試験：オスキー）"を取り上げて，詳しく説明します。

1　評価の"いろは"

　まずは，基本になる知識を学びましょう。

(1) 妥当性と信頼性

　評価，つまり物事を測るということには，2つの大切なルールがあります。それは妥当性と信頼性と呼ばれています。ここでは，カステラを例に考えてみましょう。みなさんがカステラの品評会をするとします。目の前のカステラの一番長い部分を定規で測ってみると，25cmありました。そして台所用のはか

りで重さを測ってみると，300 g ありました。さて味をみてみましょう。味は
ほんわり甘く，ザラメがよく利いています。イメージできましたか？

　さて，「長さ」を測るのに，誰も「はかり」は使いません。それと同じく
「重さ」は「定規」では測れません。このように，物事には，その物事のある
一面を評価するために，誰もが納得のいくものさしが必要となります。この納
得加減を「妥当性」と呼びます。例えば，カステラの長さを測るため，定規は
妥当性の高い評価方法である，と表現します。

　一方，はかりで測った重さはどうでしょうか。市販のはかりは，何度同じカ
ステラを測っても，毎回正確に 300 g と表示してくれます。ばねが壊れていて，
毎回違う重さが表示されては，使い物になりません。つまり表示される数値が
毎回信頼できなければなりません。このように，何度測っても，一定の結果が
得られることを，「信頼性」のある評価方法である，と表現します。

　　○妥当性：評価したいものごとを，適切な測定方法で測っているかということ
　　○信頼性：何度測っても，結果がばらつかずに同じようになること

　ところで，味はどうでしょうか。味を評価するには，人間の味覚が妥当な評
価方法です。しかし味覚はひとにより違いますので，信頼できるとは，一概に
はいえません。人間が評価にかかわるということは，難しいことです。しかし
一定の約束事をまもり，練習さえすれば，きちんと評価はできますし，物事の
改善につながります。

(2) 評価の種類
　次に，評価について以下の 2 つの役割を考えてみましょう。

　　○形成的評価：学習の途中で，どの程度目標が達成されているかについて評
　　　価し，その後のより良い学びを形成するため，良かった点を今後も継続で
　　　きるよう褒めたり，できていなかった点を改善のため指摘したりすること，
　　　つまり，"フィードバック"をすること。
　　○総括的評価：学習が終了した時点で，その達成度を振り返り，合否判定の

評価をすること。

例えば，OSCE は，通常は進級時や卒業時の総括的評価として用いられます。また，模擬患者（SP）が，参加した医療面接のロールプレイのあと，学習者に実習での良い点・悪い点をフィードバックすることは，形成的評価といえます。

(3) 評価内容と評価方法

そして最後に，評価内容と評価方法をセットで考えてみましょう。

まず評価される内容ですが，ミラーの三角という，臨床能力を評価するために考案された枠組みにより分類されています（図1）。

一方，評価方法ですが，それぞれの内容に対する適切（妥当）な評価方法があります。この本で扱っている医療面接に用いられる臨床能力のひとつは，例えば，患者さんの訴えに耳を傾けることや，開かれた質問をする，診断に結び

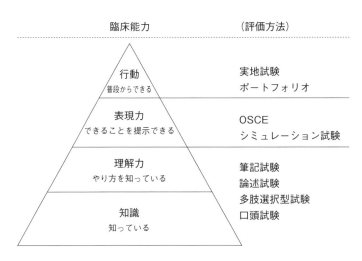

臨床能力ピラミッドの最も低いところにあるのは知識で，次に理解力，その上に表現力がきて，頂点に行動がきます。表現力や行動は，知識に技能や態度という能力を加えて初めて示される実践的な能力といえます。

図1　ミラーの三角

つく重要な質問をするといった表現力です。これらは主に OSCE で評価することとなります。もう一方で，例えば，どのくらい病気に関する知識をもっているかを評価するには，OSCE はあまり妥当ではありません。そのような知識の評価は，多くの人が経験したような学校の筆記試験や選択肢を選ぶ試験などが妥当です。

　少し早足でしたが "いろは" はおしまいです。次に OSCE についてお話しします。

2　OSCE

　ではいよいよ OSCE について，とりわけ医療面接に関連する項目について詳しくみていきましょう。そもそも OSCE とは，客観的臨床能力試験（Objective Structured Clinical Examination）の略で，医療の技能や態度を実技のシミュレーションを行って評価することです。

(1) 歴　史
　医学部では，伝統的に知識を詰め込む授業が中心でした。しかし，医療面接・身体診察などの臨床技能を評価する重要性が見直され，英国でハーデンを中心に 1970 年代に OSCE が開発されました。以来，臨床技能を評価する方法として活用されてきました。日本では，医学部において，1993 年に当時川崎医科大学の伴信太郎（現名古屋大学名誉教授）らが初めて導入した後，2005 年に医・歯学部で臨床実習前 OSCE（(3)「総括的評価としての OSCE」参照）が全国統一の試験として本格的に開始されました。その後，薬学部の教育でも 2009 年から導入されました。看護学部では，今後の展開が期待されます。
　現在の日本の医学部では，臨床実習の前に 4 年生で実施される共用試験で OSCE が活用されています。また，6 年生での卒業試験として，従来の筆記試験とは別に，OSCE が実施されています。さらには医師の専門医試験などでも

26　　第 I 部　医療面接を学ぶ

用いられています。2009 年，お隣の韓国で一足先に導入されましたが，将来，日本の医師国家試験にも導入されると予想されていました。その後，時を経て，2020 年度に 6 年次を対象に行われる臨床実習後 OSCE が正式な「共用試験」として始まりました。さらに，2023 年には，4 年次を対象に行われる臨床実習前 OSCE が，医師法の下で公的化された試験として実施されるようになりました。

(2) OSCE の構造

OSCE の実施にはいろいろな準備が必要です。1 つずつみていきましょう。

① 環　境

OSCE では試験を行う多くの小部屋（ステーション）が必要となります（図 2・3）。また，それぞれのステーションは，本物の診察室に近づけることが，望ましいです。机や椅子はもちろん，筆記用具や時計，手の消毒剤や必要に応じて診察器具・シミュレーション器具なども準備します。

さらに評価者，患者役としての SP，問題用紙，全体の試験スケジュールや評価表も必要です。

② 評価者

試験官が評価者となります。医療面接等のステーションでは，より信頼でき

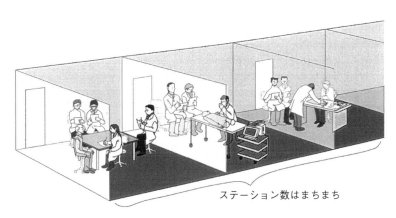

図 2　ステーション

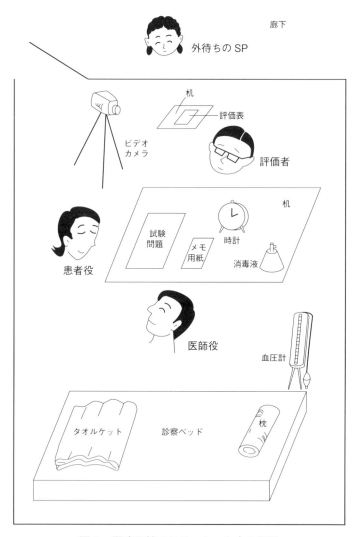

図3　医療面接のステーション内の配置

る評価のために，試験官は1名よりも2名であるほうが望ましいといわれています（患者役のSPが評価の一部を担うこともあります）。評価者は事前に評価の練習をし，評価の基準を打ち合わせた上で臨みます。

③ SP

医療面接のステーションでは，SPが欠かせません。OSCEにおいては全員が同じシナリオを正確に演じられるSPが必要です。SPによって演技が異なってしまっては，信頼のおける試験になりません。シナリオと演技指針には，第一声はこのように話す，こう聞かれたらこの順で答える，などといった約束事が詳細に決められており，それに基づいて事前に練習を行います（SPについては第4章参照）。

④ ステーションの種類

OSCEでは，医療面接や身体診察のみならず，救命救急処置，外科的処置，レントゲン写真読影など，さまざまなステーションがあります。医療面接の試験問題の多くは，「今日はどうされましたか？」から始まるような初診外来の設定です。しかし，検査結果の説明などを伴う再診外来，癌の病状説明などの悪い知らせを伝える場合など，いろいろな場面を設定しそれに応じたステーションも今後増えてくると思われます。

⑤ 試験問題用紙

試験問題はステーションによりさまざまですが，医療面接の問題には，一般的に場面の設定と患者さんの概略などが書かれています（図4）。試験時間や条件なども記載されていますので，受験者はこれらを待ち時間に読み，心構えをします。

⑥ スケジュール

受験者には，何時から何時までの何分間，どのステーションの試験をうけるか，そして何分後にどこのステーションへ移動するのか，あらかじめ通知されています。SPも，スケジュールに従ってステーションの外や控室で待機します。タイムキーパーが，大きなチャイムや鐘を使ってすべてのステーションに時間を知らせて，同時刻に進行するように注意しています（図5）。

○○大学　OSCE ステーション 3 :

テーマ：医療面接

設定：　市中病院　内科外来

あなた：2 年目の研修医

課題：あなたは，今から以下の患者さんと医療面接をします。

> 大山茂さん。男性 67 歳。
> 主訴：おなかが痛い
> 来院時バイタルサイン：
> 血圧　132/78 mmHg
> 脈拍　72 回/min
> SpO_2　98 %
> 身長 165 cm,　体重 68 kg

チャイムが鳴りましたら，患者さんを呼びこんで，医療面接を開始してください。
試験時間は 10 分です。終了 2 分前に一度お知らせします。

（試験時間 10 分）

図 4　試験問題の例

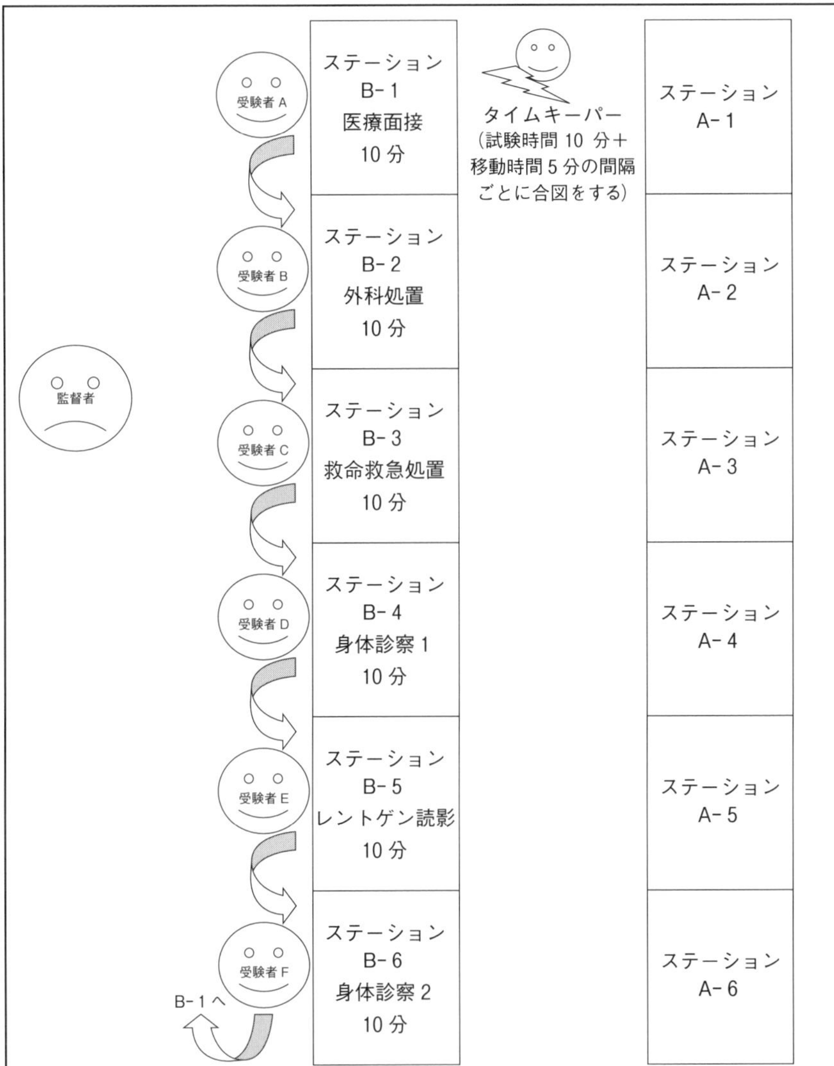

ステーション
B-1
医療面接
10分

受験者A

タイムキーパー
(試験時間10分＋
移動時間5分の間隔
ごとに合図をする)

ステーション
A-1

ステーション
B-2
外科処置
10分

受験者B

ステーション
A-2

監督者

ステーション
B-3
救命救急処置
10分

受験者C

ステーション
A-3

ステーション
B-4
身体診察1
10分

受験者D

ステーション
A-4

ステーション
B-5
レントゲン読影
10分

受験者E

ステーション
A-5

ステーション
B-6
身体診察2
10分

受験者F

B-1へ

ステーション
A-6

6つのステーション（1つのステーションの試験時間が10分）のOSCEの一例。学生は，
ステーションB-1からB-6までを鐘に合わせて時間通りに移動する。廊下には，タイムキ
ーパーと監督者がいる。SPは診察室の外で待ち，呼ばれたら入室する。

図5　スケジュールの例

第3章　医療面接の評価　31

⑦ 評価表

よく用いられる評価方法には，以下の2通りがあります。まず，評価する項目に対してどちらが適しているか検討が必要になります。

○チェックリスト

評価項目ができたか否かについて，0か1で評価する方法です。結果がイエス・ノーではっきりとわかりやすい評価項目に用いられます。

	した	しなかった
例：冒頭で自己紹介をした	□	□

○評定尺度

評価項目について，どの程度できているか，0〜4点等の段階評価をする方法です。これは評価に幅のあるような項目について活用できます。

	とてもそう思う		普通		そう思わない
例：話をよく傾聴していた	4	3	2	1	0

なお，その他に概略評価という，「医療面接の全体の印象」などを評価する方法も，よく用いられます。評価表の例を図6に示します。この図のように評定尺度とチェックリストが両方使われることもあります。

(3) 総括的評価としての OSCE

OSCE のイメージはわいてきたでしょうか？ OSCE は，さまざまな段階での臨床能力の総括的評価に用いられます。日本の医学部では，現在は臨床実習前 OSCE と臨床実習後 OSCE が知られています。

① 臨床実習前 OSCE

共用試験とは，学習到達度を全国的に評価するため医療系大学間共用試験実施評価機構が実施している試験で，4年次と6年次で2回実施されています。4年次の共用試験の目的は，まだ医師免許をもっていない学生が，臨床実習において，患者さんに接して許容される医療行為を行う前に，事前に学生の能力と適性を評価して，質を保証することにあります。そこでは2種類の試験が行

○○大学　試験 OSCE ステーション 3：評価表

テーマ：医療面接

評価者氏名：　（　　　　　　　）
受験者氏名：　（　　　　　　　）

コミュニケーションについて	とてもそう思う 3点	そう思う 2点	そう思わない 1点	全く思わない 0点
1	適切な面接の導入だった				
2	患者さんに傾聴的態度を示した				
3	適切な言葉遣いだった				
4	順序立てられた面接だった				
5	……				

情報収集について	聴いた 1点	聴いていない 0点
1	痛みの性質（ずきずきする痛み）		
2	痛みの部位（みぞおちの辺り）		
3	随伴症状（特になし）		
4	解釈モデル（脳梗塞が心配）		
5	……		

合計点　（　　　）点

概略評価	点	
学生レベルでは最高である	5	
若干のミスはある	4	
ミスは目立つが合格である	3	
多くの見逃せないミスがある	2	
不合格である	1	

図6　評価表の例

第3章　医療面接の評価　33

われ，知識の総合的理解力に関しては，コンピュータを用いた客観試験（CBT）で，診療に参加する学生に必要な基本的診療技能・態度については，OSCE で評価しています。

2023 年より臨床実習前 OSCE は，医師法の下で公的化された試験として実施されるようになりました。合格が臨床実習に参加するための必要要件となり，本 OSCE と CBT をともに合格した医学生には臨床実習生（医学）の称号が与えられます。

②臨床実習後 OSCE

6 年次の共用試験での OSCE は臨床実習後 OSCE と呼ばれ，卒業試験として，臨床実習終了後に実施される OSCE です。臨床実習や研修を終えた学習者が，学習の仕上げとして受験するわけですから，臨床実習前 OSCE よりも試験内容が高度になっています。臨床実習前 OSCE では，患者との医療面接のみが評価され，身体診察ステーションでは，基本的な診察技術のみが評価されています。一方，臨床実習後 OSCE においては，より本当の医師の診療に近い能力が評価されます。一例として，医療面接と身体診察の内容を統合した診察のステーションが設置されます。そこでは医療面接を行い，さらに必要だと思われる身体診察を自ら考えて施行し，その後，指導医に報告する診察の総合能力が評価されます。

(4) 形成的評価としての OSCE

臨床実習前 OSCE や臨床実習後 OSCE は進級や卒業判定の総括的評価として用いられますが，それとは別に，形成的評価としての OSCE が医療面接や身体診察の授業の一環として，あるいはカリキュラム以外の勉強会などで行われることがあります。形成的評価としての OSCE は，教員や模擬患者からフィードバックを受けることができ，学習者の能力向上を目的としています。成績の最終判定に用いられることはありません。

(5) OSCE の長所と短所

最後に OSCE の長所と短所をお話しします。長所は，何といっても，OSCE

によって，いわゆる紙の試験では測りえない，技能や態度などの表現力を総合的に評価することができる点です。実際の患者さんに害を与えることなく，さまざまな設定のもと受験者の能力を評価できるのが OSCE です。OSCE が導入され，多くの大学で医療面接実習や身体診察の実習の必要性が理解されるようになりました。これまであまり焦点の当てられてこなかった医療面接を，学習者が自主的に練習するようにもなりました。評価には，学習者のやる気を促す効果もあります。また，設定された目標がどの程度達成されているかがはっきりとし，今後の課題がみつけやすくなります。実際，OSCE 終了後，受験者にできていた点・改善が必要な点をフィードバックをする試みもなされています。

　しかし，完璧な評価というものはありません。OSCE の短所は，表現力を評価できる半面，心の中で考えていることや思考過程を詳細に評価することが困難な点です。本当に心から「それは大変でしたね」という共感の言葉を発しているのかどうかは判断しがたいのです。また聴診器で心臓の音を聞いて，「心音は異常ありません」といわれても，本当に聴こえていたのか，当てずっぽうであるのか，評価者は評価できません。さらに，OSCE の実施には，多くのスタッフやステーションの準備などが必要なので，それほど簡単には行えません。また，厳しい時間制限の中で評価者や SP に評価される OSCE は，受験者にとって非常にストレスのかかる試験ですので，受験者の心理面への配慮も必要です。指導者は，OSCE はあくまで試験であることを受験者に伝え，OSCE に臨むために十分な実習時間を確保し，またその練習ができるような学習環境を提供することが非常に重要なのです。

第 **II** 部

模擬患者のてびき

第4章

模擬患者とは？

　ここでは，はじめに模擬患者（simulated patient，略して SP）誕生の背景と歴史を簡単に概観し，その上で，SP とは・SP の役割・SP の種類・SP になるまでの流れを説明します。

1　医療面接教育と SP 誕生の背景

　日本では長い間，医学教育において，患者さんとのコミュニケーションの仕方や，診察の仕方などの臨床技能教育が重要視されてきませんでした。医療面接教育に関しては，1977 年に浜松医科大学が，初めて 4 年生を対象に患者さんとのコミュニケーションの仕方を教育したと報告されていますが，全国に広がったのは今世紀に入ってからでした。医師と患者さんのやりとりを学ぶ医療面接教育は，何をどのように聴くのか，というコミュニケーションが中心となる教育で，講義による知識の習得だけでは身に付かず，体験学習が求められました。当初は学生同士がシナリオに沿って医師役と患者役を演じるロールプレイという方法で練習していましたが，友だち同士の慣れ合いから緊張感がない，あるいは，照れが生じるなど，効果的に学ぶことができませんでした。そこで導入されたのが，SP と呼ばれる模擬患者でした。

38

2 SP の歴史

1960 年代に米国から始まった SP の参加する教育は，ここ 20 年で急速に躍進し，ヨーロッパ，アジアへと広がり，現在では，医学教育の要のひとつとして世界的に認識されるようになりました。日本では 1970 年代に 2 回，ライフ・プランニング・センターが SP を用いた教育の開発者であるバロウズ先生を招き，SP 参加型教育を紹介しました。全国各地（東京，九州，岡山など）で講演を開催し，延べ 500 人を超える参加者があったにもかかわらず，その反響は一時的なものにとどまり，残念ながら大きな広がりはみられませんでした。17 年を経た後，スティルマン先生を招いて「標準化患者による教育法」のワークショップが行われました。この頃から，日本でも熱心な先生が草の根運動的に活動をはじめるようになり，徐々に広がって行きました。

その後，2005 年に共用試験 OSCE（Objective Structured Clinical Examination：客観的臨床能力試験。「オスキー」と読みます）が正式導入されたことが起爆剤となり，今では SP 養成の需要は増すばかりです。現在では，医学部，歯学部のみならず，薬学部でも 2009 年から OSCE が開始され，看護などの他分野でも導入が始まっています。2004 年の全国調査では，約 600 人とされた SP ですが，臨床実習後 OSCE の導入もあり，現在では全国に 90 以上の SP 研究会があり，2,000 人以上の SP が活躍していると推測されています。

3 SP について

(1) SP とは？

SP とは，多くは一般の人が，医療系の学生のために，患者役を演じ，学習者の医療面接の練習の相手をするものです。事前にシナリオが渡され，それに沿って演技をし，症状だけでなく，患者の仕事や家庭での悩みなど，心理社会的な側面も伝えます。SP の定義は，「学習者の教育のために一定の訓練を受け

第 4 章 模擬患者とは？ 39

て，実際の患者と同じような症状や会話を再現する患者役を演じる人」とされています。日本では，医療面接場面における患者役が多いですが，欧米では身体診察場面にも対応するSPが少なくありません。

(2) SPの役割

SPの役割は，学習者（医学生，看護学生，研修医，看護師など）のコミュニケーションスキル，身体診察スキルなどの臨床技能を向上させることを目的とし，そのために教育資源となって手助けをすることです。その中でも，主として「演技」「フィードバック」「評価」の3つの役割が重要となります。SPと練習することで，学習者の学びは予想以上に大きくなり，成長が目にみえて感じられることもあります。その反面，フィードバックの内容によっては学生を傷つけたりする危険性もあります。SPの役割を十分に理解し，学習者の臨床技能をより向上させるために，SPとしてできる最善の方法を考えていくことが必要です。

(3) SPの種類

SPには一般模擬患者（simulated patient）と標準模擬患者（standardized patient）の2通りがあります。前者は，ここでは便宜上「一般模擬患者」という言葉を使いますが，通常はただ「模擬患者（simulated patient）」と呼ばれています。一方，OSCEなどの試験に模擬患者として協力するSPには「標準」という言葉を頭につけて「標準模擬患者」と呼んで区別しています。日本ではほとんどのSPが一般模擬患者を演じるところから始め，次のステップとして標準模擬患者を演じています。多くは両方の役割を担うSPとして活動しているのが現状です。その違いについて図1にまとめ，詳しく説明します。

① 一般模擬患者

学習者の練習のために授業・実習に参加するSPで，簡単なシナリオに基づいて患者になりきり，役柄を演技します。主な役割には医療面接の演技と演技終了後の学習者に対するフィードバックの2つがあります。演技については，ある程度，自分の性格や生活背景に合わせることができ，自由度がありますの

```
┌─────────────── 模擬患者（SP）───────────────┐
│                                                        │
│        一般模擬患者            ┌──── 標準模擬患者 ────┐ │
│     （simulated patient）      │  （standardized patient） │ │
│  ・授業・実習に参加する SP     │ ・試験に参加する SP       │ │
│  ・簡単なシナリオ              │ ・詳細なシナリオ          │ │
│  ・役割は演技とフィードバック  │ ・役割は演技と評価（フィードバッ │ │
│  ・自由度のある演技            │   クはない場合が多い）    │ │
│   （他の SP と違っていてよい） │ ・標準化された演技        │ │
│  ・評価はしない                │   （他の SP と同じ基準で演技する） │ │
│                                │ ・標準化された評価        │ │
│                                │   （他の SP と同じ基準で評価する） │ │
│                                │   ╭──────────╮  │ │
│                                │   │ 認定標準模擬患者 │  │ │
│                                │   ╰──────────╯  │ │
│                                └──────────────────┘ │
└────────────────────────────────────────────────┘
```

図1　SP の種類

で，シナリオとの整合性があれば，他の SP と演技を厳密に合わせる必要はありません。

② 標準模擬患者

　患者の症状や気持ちをただ単に演じるのみでなく，SP の間で，一定のレベルで標準化された患者役を行うのが標準模擬患者です。多くは OSCE などの試験に参加するために養成されます（OSCE については第3章参照）。シナリオは一般模擬患者に比べて詳細に書かれています。標準模擬患者の特徴は，「標準化」されていることで，それが一般模擬患者と大きく違う点です。試験という性質上，SP は学生に対して，公平かつ公正に対応しなくてはなりません。そのため，シナリオに記された問答例をもとに，演技に一定の基準を設けて，同じ条件で，同じように対応できるよう「標準化」していきます。例えば，10人の SP が参加する試験では，10人の SP が1人の「患者 A さん」になり，学習者の質問に応じて，同じように返答しなければなりません。SP によって返答する内容，または，返答する量が異ならないレベルまで標準化することが求められています。

　OSCE の際の SP から学生へのフィードバックに関しては，多くの大学では

行われていません。その理由は，臨床実習参加，あるいは，卒業の合否判定を行うための総括的試験であるためです。評価に関しては，演技同様，公平に評価する必要があるため，一定の基準を設けて標準化した評価を行います。

③ 認定標準模擬患者

2023年度より臨床実習前OSCEが公的化されたことで，SPの演技・評価の質の担保が求められるようになりました。SPの標準化された演技の公平性を保証するために医療系大学間共用試験実施評価機構（以下，実施評価機構）により，認定標準模擬患者制度が導入されました。模擬患者の認定は，実施評価機構の作成した認定標準模擬患者養成指針に基づいた実技試験と知識確認テストを受験して，合格した人が認定されます。

一般模擬患者と標準模擬患者はその特徴により，演じる人に合う，合わないがあるので，SPの資質や好みにより選ぶことができます。

⑷ SPになるまで

① SPにはどんな人がなれるの？

基本的には多くの人は患者になった経験があるので，SPになることができます。

② SPに求められる資質は？

誰でもSPを演じる能力をもっていますが，患者として役柄を演じるための演技力と想像力，そして，学習者にフィードバックを伝える言語力が必要です。また，教育目的を理解し，学習者の能力育成に協力できる人が対象となります。

③ どういう患者を演じるの？

準備されたシナリオをもとに役作りをします。胃痛，頭痛，めまいなどの初診の患者役や，検査結果の説明，治療方法の説明，悪い知らせを伝えられる場面の患者役などさまざまです。症状のみならず，心理社会的な問題（仕事，家族などの問題）を抱えた患者の役柄など，学習者のレベルに合わせたシナリオがあります。

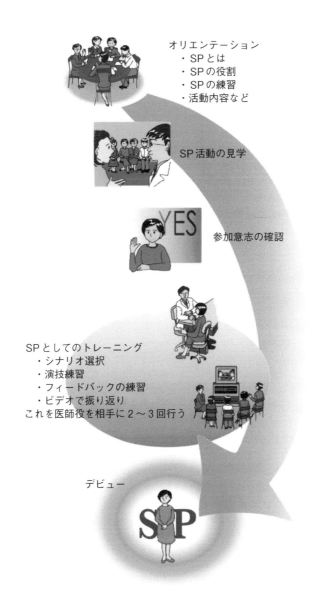

図2　SP デビューまでの流れ

第4章　模擬患者とは？

④ どんなトレーニングを受けるの？

はじめに，オリエンテーション（SP の目的，役割，医学教育やコミュニケーションなどについての事前講習）を受けて，その後，SP の活動を見学します。どんなことをするのか大枠を理解し，興味がわいてくれば，練習にすすみます。主に，演技の練習とフィードバックの練習があります。

演技の練習は，まず，シナリオ集の中から違和感がなく，自分でできそうだと思うシナリオを選び，多少の修正を加え自分のシナリオを作ることから始めます。シナリオを覚えたら，医師役を相手にロールプレイを行い，養成者から教育を受け，修正し，リアリティのある演技を目指していきます。この時点で，練習風景を録画した映像を実際にみながら振り返るとより効果的です。

フィードバックの練習は，フィードバックの仕方の「基本ルール」を覚え，学習者の言動・態度に対して SP がどのように感じ，考えたかを伝える練習をします（第 5 章参照）。ロールプレイをして，その演技に関してフィードバックを考える練習を繰り返し行います。

⑤ SP としてデビューするのはいつごろ？

事前講習が終了して，演技とフィードバックの練習が終わり，養成者が認め，SP になる自信ができたときがデビューとなります。通常ここまでの期間は 2 ～ 3 カ月から半年です（図 2）。

44　第Ⅱ部　模擬患者のてびき

第 **5** 章

模擬患者になるには？

　ここでは，SP 養成について，募集からトレーニング（一般模擬患者の場合），デビューまでのプロセスを，初めて SP を養成する人や，初めて SP になる人が実際に活用できるように，わかりやすく説明します。また，最後に一般模擬患者用と標準模擬患者用のトレーニングプログラムを紹介します。

1　リクルート

　SP を養成することが決まったら，まずは SP の候補者を集めることになります。具体的にシナリオが決まっている場合はそれに合わせた性別，年齢の人を募集することになりますが，そうでなければ，まずは，40〜60 歳代の仕事に融通がきく，あるいは定年退職後で比較的時間に余裕がある人をターゲットに，数人からスタートします。初めて養成する場合は，SP 養成者も SP も経験が浅いため，少人数の方が，じっくり一緒に築き上げていく作業に適しているからです。SP 養成者が慣れてきたら，必要に応じた人数を募集していくことが可能となりますが，SP 養成者一人が一度に養成できる適度な数は 5 〜 6人で，10 人までが目を配れる限度ではないかと思います。リクルートの方法には口コミ，広告掲示，インターネット，一般向けの市民講座などでの案内が考えられます。それぞれの利点と欠点を簡単に紹介します。

45

(1) リクルートの方法

① 口コミ

SP養成を始めるときは，口コミで数人集めるのが現実的といえます。口コミの良さは，SPとしてうまくやっていけそうな人材をある程度，養成者側で選ぶことができるため，大きな間違いが起こりにくいところにあります。一方で，一回に大勢の人を集めることは難しくなります。すでにSPをしている人から友人を紹介してもらうのも有力なリクルート方法です。そのSPから，どんな活動をするのか話してもらえ，SP自身が宣伝媒体となり，ロールモデルともなるため，誘われた人もイメージしやすく，安心して仲間入りすることができるからです。

② 広告掲示

宣伝方法としては，チラシを作り，病院の掲示板やコミュニティーセンターなどに掲示したり，チラシを置かせてもらったり，地方のミニコミ紙に広告を載せるなどの方法があります。また，大学など自分の所属施設のホームページで募集する方法も有効です。俳優養成学校，市民劇団など芸能関係の学校や施設が地域にあれば，そこから募集させてもらうのもよいでしょう。これらの方法は多くの人の目に触れるので，ある程度の人数（5〜6人）からの問い合わせが予測されます。しかし，全くの初対面となるため，その人の情報を前もって入手することができません。養成を始める前に，まずは顔を合わせて話をして，適性をチェックすることが大切です。その際のポイントは，(2)「面接」で詳しく述べます。

③ 講演会でのアナウンス

医療に関する一般市民対象の市民講座や公開講座などで，講演会の最後に，SPの活動について話をし，興味のある人をリクルートする方法です。講演の内容が患者中心の医療，より良い医師の育成，または，SP養成と何らかの関係がある場合，参加者がその内容に興味があって聴きにきているため，SP候補者になる確率も高くなります。約5〜10％の参加者が興味をもつといわれています。このリクルート方法では，ある程度適した人材が集まることが多いですが，やはり採用面接を行い適性をチェックすることが大切です。

46　　第Ⅱ部　模擬患者のてびき

④ インターネット

インターネットを活用し，ホームページや SNS などで SP の募集を行うことで，広く情報が拡散できます。ネットを介しての申し込みであることから，比較的若い年齢層や IT リテラシーの高い人が参加する可能性があります。

①～④のいずれの場合も履歴書を提出してもらいます。経歴を理解するだけでなく SP という職業につくという意識をもってもらうためにも必要です。

(2) 面　接

SP はボランティア活動という考えが根強くありますが，実際は謝金が支払われ，OSCE という学生の合否判定などにも参加する責任のある仕事です。また，SP は教育の場で活動するため，学習者という相手に影響を与える存在となります。人を育てる気持ちが欠けていると，自己満足の場となり，学習者を傷つけたり，SP 間のチームワークが乱れてしまう危険性もあります。SP としてふさわしい人材かどうか，面接を行って判断する必要があります（表1）。

表1　面接で大切な質問

面接では少なくとも次の3つの質問をするとよいでしょう。
1　どうして SP に興味をもちましたか？
2　家族や自分自身で，重い病気をもった経験はありますか？
3　SP 活動に参加するために，時間の調節はできますか？

全国 SP 意識調査では，SP に興味を感じる理由は，高い順に，「社会貢献」「自己の向上」「学習者の反応」「人との交流」であると報告されています。ほとんどの人が何かの役に立ちたいというボランティア精神をもっていますが，まれに，医療に関して過去に否定的な経験をもっていることがあり，教育の場にそぐわないことがあります。そのような場合には，採用を慎重に検討した方がよいでしょう。

SP として活動するには，時間に融通がきく人がよいでしょう。トレーニン

表2　SPに求められる能力と資質

```
1  教育目的を理解し，学習者の能力育成に協力できる人
2  チームで活動できる協調性のある人
3  自己向上心のある人
4  患者役をするための想像力と演技力のある人
5  相手の行動を観察し記憶できる人
6  相手に効果的なフィードバックを伝えることができる人
```

グ期間はある程度まとまった時期に行った方が，間隔をあけて行うより効率よくできます。また，デビューしてからも，SP活動への参加を維持できないと，SPの役割を忘れてしまったり，なかなか上達しないことになります。最終的には，面接で得られた情報と印象から，SPに求められる能力と資質を備えているかどうかを判断することが必要となります（表2）。

　SPの候補者が実際にSPとなる練習を始めるまでの流れをまとめると，1) 面接で候補者のSPとなる適性を判断する，2) SPについてのオリエンテーションを行い，実際のSP実習やOSCEなどを見学する，3) SP候補者が教育目的を理解し，参加することに同意をする，ということになります（第4章図2「SPデビューまでの流れ」も参照）。

2　一般模擬患者のトレーニング

　SPの同意とSP養成者の承認が得られたら，いよいよトレーニングとなります。SPには，先に説明したように一般模擬患者と標準模擬患者がありますが，まずは演技の自由度の高い一般模擬患者のトレーニングについて説明します。

48　第Ⅱ部　模擬患者のてびき

(1) シナリオ選び

演技の練習に先立って，どの患者を演じるか，シナリオ選びから始めます。はじめは初診の設定で症状や心理社会的背景があまり複雑でない初級レベルのシナリオを選びます。シナリオ内容は，自分が実際に経験したことのあるような風邪，頭痛，腹痛など一般的な症状を選びます。家族構成や仕事などに違和感がある場合，症状と関連がなければ，シナリオ内容を自分の家族や経験したことのある仕事に修正して，マイ・シナリオを作るとよいでしょう。

(2) 役作り

シナリオを選び，違和感のないように修正したら，役作りをします。シナリオの演技の指針の部分に，例えば神経質な患者，腰に手を当てて痛そうにするなどと書かれている場合はそれに沿った演技を考えます。役作りとは，患者が心配していること，望んでいることなど，病気についてだけではなく生活面を含めた患者のストーリーを考え，それを演技に反映させることです。例えば，発熱という病状で受診しても，明後日は重要な会議があるので，何とか熱を下げて参加したいと思っている患者なのか，あるいは副作用が心配で，薬はどうしても飲みたくないと思っている患者なのかなど，患者の"心のうち"を考え，イメージすることで，患者としてのリアリティを高めていきます。

(3) 演技練習

シナリオを読み，役作りができたら実際に患者役を演じてみます。はじめはSP養成者を相手に練習し，振り返りをするとよいでしょう。振り返りでは，練習の光景を録画したビデオをみながらSPが自分の演技を客観的に分析できると，新たに気づく点がより多く得られます。振り返りで気づいたことに注意して，2〜3回繰り返し練習するとよいでしょう。初めて演技するときにSPが陥りやすい演技のパターンをいくつか紹介します。

① 一度にたくさんの情報を伝える

初めて演技の練習をするとき，SPは一生懸命覚えて用意万端で臨みます。そして，覚えたことを忘れないうちにいいたい，という気持ちがはたらき，医

師役の「今日はどうされましたか？」という質問に対して，すべての情報を一気に話してしまう傾向があります。この対策として，一般模擬患者であっても，基本的には聞かれたことに対してだけ答え，質問をよく聞き何を答えるべきかを考えるように意識することで改善されていきます。

② シナリオに書かれている言葉を使う

忠実なSPほど，シナリオに書かれている言葉をしっかり覚えます。そして，その言葉をそのままの形で伝えようとします。例えば，「嘔吐なし，嘔気なし」と書かれていると，医師役の「他に何か症状はありますか？」という質問に対して，「嘔吐なしです。嘔気もなしです」と答えてしまいます。患者が医学用語を使うと，患者らしさがなくなってしまいますので，ここでは自分の言葉に直して「気持ち悪くはないですし，もどしてもいないです」という方がよいわけです。これに関しては，養成者がシナリオを渡して説明をするときに伝えておくことで，解決されるでしょう。

③ 困ったときに役から降りてしまう

SPは医師役からどんな質問がくるのかわからず，不安を抱いています。シナリオにないことや，質問の意味がよくわからずどう答えたらよいのか迷うとき，例えば，その症状がいつから始まったのか，シナリオに書かれていないことを聞かれたときなど，「すいません。どう答えたらいいでしょうか」と役から降りてしまうことがあります。演技の練習の際は，問題はありませんが，本番での対処法として，次のことを伝えるとよいでしょう。

実際の患者さんでもわからないことはありますし，症状がいつから始まったのかはっきり覚えていないこともありますので，「う～ん，よく覚えていません」と患者さんらしく答えるとよいでしょう。また，食べ物の好みや運動習慣について聞かれたら，それが疾患と深く結びついていないのであれば，アドリブで自分の好みやなじみのある運動習慣を答えておけばよいでしょう。

これらのことに注意しながら2～3回練習します。演技の正確性（シナリオと一致しているかどうか）とリアリティを確認し，問題がないようであれば，次のフィードバックの練習へと進みます。

図1 医療面接実習の流れ

(フロー内容)
学習者とSPの医療面接実施（10分前後）
↓
振り返りのディスカッション
・医師役学習者が感想を述べる
・見学の学習者が感想を述べる
・患者役のSPがフィードバックする
・見学のSPがフィードバックする
・全体でディスカッション

（左側：ファシリテータ（司会役）の進行）

(4) フィードバックの練習

　フィードバックはSPの3つの重要な役割（演技，フィードバック，評価）の中のひとつで，医療面接を終了した学習者にその時に感じた患者としての気持ちを伝える方法です。SPとしての醍醐味はまさにこのフィードバックにあるといっても過言ではありません。フィードバックについて順を追って説明し，実際にフィードバックを考えるときに役立つルールも紹介します。初めての方は，医療面接実習の流れがわかりにくいと思いますので，図1を参照しながらイメージしてください。

　① フィードバックとは？

　英語で feed back と書きますが，もともとの意味は，feed は"栄養"で，back は"他の人に戻す"になります。つまり，SPから"学習者の栄養となる情報を戻してあげる"ということになります。具体的には，実習の後に，その面接の良かった点，改善が必要な点などの感想を，SPから学習者に効果的に伝えることを「フィードバック」するといいます。

第5章　模擬患者になるには？　51

② なぜフィードバックをするの？

　多くの人は，自分で気がつかないブラインドスポット（盲点）をもっています。そして，自分の話した言葉や，自分のした行為が相手に与えている影響の大きさについて，あまり気がついていません。自分の長所をうまく使えないこともあり，また，良くなりたいと思っていてもどう変わったらよいのかわからないことがあります。フィードバックをすることで，これらの問題点が浮き彫りになり，良いところは伸ばし，改善すべきところは変えるよう促すことができるのです。

③ なぜフィードバックの練習が必要なの？

　フィードバックという行為は，普段の生活の中ではあまり行われていないため，SP は慣れていません。その場での会話はどんどん流れて行き，普段の生活では細かく思い出して考えることはあまりないでしょう。また，学習者によってコミュニケーションの仕方はさまざまなので，学習者ごとに対応したフィードバックを考えなくてはいけません。さらに，学習者と医療面接を行った2〜3分後にフィードバックを求められることが多いので，じっくり考える時間がありません。このようなことからフィードバックは難しいと感じる人が多いため，練習が必要になってくるのです。

④ フィードバックで何を伝えるの？

　医療面接後に，SP が患者として感じたことを，図2に示すフィードバックの手順に沿って伝えます。どのような内容をフィードバックしたらよいかは最も難しい部分です。学習者のためになる効果的なフィードバックをすることは，経験のある SP でも悩むほど奥が深いのです。一方で，良いフィードバックが学習者に与える影響力は，大変大きなものです。

　フィードバックを組み立てるとき，そこには2つの要素が必要となります（図3）。まず初めに，医療面接中の学習者の言動（言葉やしぐさ，態度など），そして，それを見聞きした SP の感じたこと，思ったことをセットにして組み立てます。このようにして伝えることで，学習者の言動がどのように相手に影響を与えたかが明らかになります。SP の感情に悪い影響を与えた言動は，どうしたらよいかを検討し，改善方法をみつけることができます。前者の要素だ

52　　第Ⅱ部　模擬患者のてびき

```
・医療面接中の学習者の言動の観察と自分の感情（心の動き）を記憶する
・面接終了後すぐメモを取る
                    ↓
・面接中に起きた 事実 とそれに対する 感情 のセットを作る
                    ↓
・気持ちを表す適切な言葉を選ぶ
・学習目的に合わせた内容と量を調整（3～5個）する
                    ↓
              フィードバックする
```

図2　フィードバックの手順

```
        医療面接中に起きた事実
            学習者の言動
      言語メッセージ：発した言葉
  非言語メッセージ：しぐさ，態度，声のトーン，話す速度など
```

```
      SPの感じたこと・思ったこと
         心の動き，頭の中の思考
```

図3　フィードバックの組み立て方

けのフィードバックでは，学習者の言動がどうSPの感情に影響したのかがわからず，後者だけでも，もととなる学習者の言動がわからないので，学習者にとって，次につなげることができないフィードバックとなってしまいます。

　フィードバックすべき項目は，付録1の「フィードバックチェックリスト」に列挙してある項目を参考にするとよいでしょう。面接中に「アイコンタクトは適切であったか」「話しやすい雰囲気であったか」などを観察して，その項

目のことがらができたとき，またはできなかったとき，どのような気持ちになったかを伝えます。毎回すべての項目を観察できるわけではありませんので，特に覚えている部分を書き出し，フィードバックの内容とします。前もって，面接のはじめ，面接を通して，面接の終わり，の場面ごとに観察すべき項目を理解しておくと，感情の動きを記憶するときに役に立ちます。また，どのような言葉を使うかに関しては，何をフィードバックするかと同様に重要な問題です。付録2の，場面ごとに分けて書かれた「フィードバック用語集」は，このような時に大変役に立ちます。慣れるまではこの用語集をみながらフィードバックを考えるとよいでしょう。

⑤ フィードバックをどのように伝えるの？

フィードバックは以下に述べる「PNP」のサンドイッチの方法で伝えます。フィードバックには良い点を伝える肯定的なフィードバック（positive feedback：略してP）と，それに対して，改善点を伝える否定的なフィードバック（negative feedback：略してN）の2種類があります。学習者に対して良くない感情を抱いたり，学習者を良くしたい思いが強くて，否定的なNの内容を初めに述べたり，NNNNNとたくさんのNを並べてしまうことがありますが，学習者は，「怒られた」「自分は悪い所ばかりだ」など，強く批判されたと感じてしまい，心を閉ざしがちになります。医療面接実習は学習者にとって，失敗が許される安全な場所であるということを認識し，まずは「お疲れさまでした」「終始やさしい口調でゆっくり話してくれたので，とても聞きやすく理解できました」など，Pに相当するフィードバックから伝え，学習者が後のNに相当するフィードバックを素直に聞けるように心の準備をしてもらいます。以上のことから，フィードバックはPから始めることがとても重要となります。そして，Nを伝えた最後にもう一度改めてPを伝え今後へとつなげるようにします。付録3の「フィードバック例文集」を参考にするとよいでしょう。

⑸ 避けたいフィードバック

医療面接におけるSPのフィードバックが難しい理由は，感情的になりやすい場面設定が多いこと，SP自身の背景にある価値観などの影響を受けやすい

表3　避けたい 8 つのフィードバック

```
① 漠然としている
② その場以外のことと比較する
③ 人間の尊厳を傷つける
④ 一般論・価値観・善悪を伝える
⑤ 欲張りな要求をする
⑥ 自分の不出来をいう
⑦ ファシリテータ（進行役）の視点になる
⑧ 無いものねだりをする
```

ことです。これらを背景に，あまり教育的ではないフィードバックをすることがあります。それを次の 8 つの，避けたいフィードバックにまとめましたので（表3），以下に 1 つずつ具体例を紹介しながら，わかりやすく説明していきます。

　① 漠然としている

　漠然とした「とても良かったです」「何となく話しづらかった」というようなフィードバックは，学習者にとって，"何が"，"どう"，よかったのか，なぜ話しづらく感じたのかがわかりません。学習者の実際の言動を付け加えること，SP がどういう気持ちでそう考えたのかを具体的に述べます。上の例は，「こちらが話しているとき，何度もうなずいて聞いてくれたので，心配していることが全部いえて良かったなと思いました」「先生がカルテをずっと書いていたので，邪魔をしてはいけないと思い，話がしづらくなりました」などと言いかえることができます。このように具体的に伝えることで，学習者は「うなずくことで話がしやすくなるんだ」と「カルテを長く書くと話がしづらくなるんだ」ということが学習できます。

　② その場以外のことと比較する

　その場以外のこと，例えば，「先週の学生さんは上手だったのに」「家の近くの開業医の先生はもっとしっかり説明してくれた」などは，目の前にいる学習者には関係のない人のことなので自分と比較のしようがありません。したがっ

第 5 章　模擬患者になるには？　　55

て，このようなフィードバックは学習者に負のメッセージを与えるだけで，学習効果を期待できないため，不適切といえます。その場で起きたことに限定してフィードバックするとよいでしょう。

③ 人間の尊厳を傷つける

患者役をしている間に感情的になることがありますが，そのままの気持ちをぶつけることは教育的とはいえません。例えば，余命3カ月の告知を受けているときに，医師役がにやにやして真剣に考えているようにみえないとき，患者の心境では深い悲しみと怒りの気持ちがわいてくるかもしれません。そんなときは役柄からいったん抜け出て，客観的にフィードバックを伝えることが重要ですが，そのままの気持ちを引きずってしまうと，攻撃的になることさえあります。「非常に傷つきました。あなたのような人が医師になるのはどうかと思います」というような人間の尊厳を傷つけるような発言ではなく，今，目の前にいる学習者を育てる気持ちで，どう伝えたら行動が改善されるかということに焦点を当てます。

また，学習者の外見から「その大きな身体が威圧的に感じられて，何も話せません」など，体格，風貌など簡単には変えられないことをフィードバックすることは避けて，改善可能なフィードバックを伝えます。どうしても気になるときは，ファシリテータに相談するとよいでしょう。

SPは医療面接で感情が強く動かされるような場面に遭遇した場合，演技であっても，かき乱された強い感情は宙ぶらりんになったままとなります。実習後に，SPとSP養成者とで振り返りをして，気持ちの整理をすることが，SPの精神状態の安定を保つために重要なこととなります（第5節「振り返り」参照）。

④ 一般論・価値観・善悪を伝える

その場で演じた役柄として感じたことや思ったことに限定し，自分自身の考えや価値観とフィードバックを混同しないようにしましょう。「医師は患者の気持ちに興味がない」「薬が好きな患者はいません」「医師は常に患者のために最善を尽くすべきだ」など，医療に対して日頃思っている自分自身の考えが前面に出てしまうことがありますが，薬がないと不安な患者もいますし，共感的

な医師もいますので，フィードバックとしては適切とはいえません。

⑤ 欲張りな要求をする

学習者は医学部の1年生から研修医，上級医師までレベルはさまざまです。「検査の説明がわかりにくかった」「薬の副作用の説明が曖昧で不安になった」など，まだ学習していない内容に焦点を当てたフィードバックではなく，対象の学習者の習熟度に合わせたフィードバックを選択しましょう。そのためには，実習前にファシリテータと打ち合わせをして，学習者のレベルと学習のねらいを確認しておくことが大切です。

⑥ 自分の不出来をいう

SP になりたての頃は演技もフィードバックも自信がないため，自分の演技がうまくできなかったせいで学習者に迷惑をかけてしまったという思いを抱くことがあります。そのため，「緊張して，うまく答えられなくてごめんなさい」「どうやって答えたらいいかわからなくなって変なことをいってしまいました」など，自分の不出来を伝えることがあります。または，「今日は絶対説得されないつもりだったのに……」と役作りの種明かしをしてしまうことがあります。このような役柄についての裏話や，自分の不出来を伝えることは，学習者にメリットはなく，シミュレーション教育としてのリアリティの低下を招く原因になるので適切ではありません。これらは，SP 同士，あるいは SP 養成者との振り返りのときに話すべき内容であると認識することが必要です。

⑦ ファシリテータ（司会役）の視点になる

初心者 SP が自分の不出来を伝える傾向にあるのに対し，経験を積んだ SP は逆にいろんな知識が身に付き，ファシリテータの視点でフィードバックしてしまう傾向に陥ります。例えば，「要約がしっかりできていてよかった」「共感が何度もあり，患者理解が示せていた」など，OSCE の評価

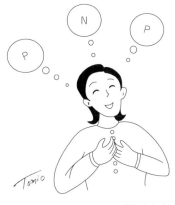

フィードバックにもルールがあります

項目をチェックするようなフィードバックになりがちです。先の例は,「最後に『まとめますと……』と私の伝えたことを確認してくれたので,こちらの気持ちをよくわかってくれたという安心感が得られました」と,患者としてふさわしい言葉に変えて伝えるとよいでしょう。具体的な言葉,態度を伝え,SPとしてどう感じたかを伝えます。

⑧ 無いものねだりをする

「もっと聞いてほしかった」「薬の名前をいってくれたら思い出せたのに……」などの要求をフィードバックで述べない方がよいでしょう。薬の名前をあげてもらっても,さらにわからなくなるかもしれませんし,起きていないことに関しては,何とも判断ができないからです。この場合,例えば,「○○について聞きたいと思っていましたが,その機会がなく終わってしまったので,残念に思いました」と言いかえることができます。フィードバックでは,改善方法を示すのではなくて問題を提示した方がよいでしょう。学習者はSPのフィードバックから,患者さんに話す機会を与えることができず,残念な思いをさせてしまったことに気づき,では,どうしたらよいのかを考えることになります。SPが要求を述べることは,いってみれば,解決方法を伝えていることになるので,学生の考える機会を奪っているともいえます。○○した方がよいという意見は,フィードバックが終わった後,グループディスカッションの機会があれば,その時に自分の意見として伝えるとよいでしょう。

以上が,避けたい8つのフィードバックです。先にも述べましたように,フィードバックは練習が必要ですので,初めから完璧にできなくても当然といえます。私のSP養成の経験から,ある程度の訓練を受けることでこれらのフィードバックは避けることができます。経験のあるSPのサポートを得ながら,基本ルールを意識したフィードバックを習慣づけていくとよいでしょう。

(6) 見学 SP の役割

グループ実習を行う場合,まわりで観察する見学のSPには,"患者はそれぞれに思いがある"ことを伝える重要な役割があります。学習者にとって,

SPのフィードバックはとてもインパクトがあり，その発言が"すべての患者の発言"と勘違いしてしまうことがあるので，それを避けるためにも，演じたSPのフィードバックと自分が違う感じ方をしていたら，積極的に伝えましょう。例えば，演じたSPが「『お年寄り』といわれたとき，何かすごく年を取っているようで抵抗がありました」とフィードバックしたら，見学のSPが，「私は別に気になりませんでした。でも，『老人』は抵抗があります」，また，別のSPが「私も『年寄り』は気になりました。『高齢者』という言い方なら，気にならないですが」というようにいろんな意見を伝えるようにしましょう。学習者は患者の感じ方は十人十色だということを学ぶことができます。

　司会役であるファシリテータの役割としては，SPのフィードバックの中で提示された問題に対して解決法の議論を促し，またSPに意見を求めるなど，双方向的な議論ができるように配慮します。そして，多種多様な意見が出て来たときは，それを理解した上で，一般的に受け入れられる方法を提示してまとめるとよいでしょう（ファシリテータの役割については第7章参照）。

3　難しいシナリオへの対応

　一般模擬患者として演じる難しいシナリオへの対応をここで説明します。悪い知らせを伝える，うつ患者，怒る患者など，感情の動きを伴うシナリオには演技力と感情のコントロールが必要となるため難易度が高くなります。その際の注意点を4つあげます。

(1) SPの選択に配慮する
　シナリオに類似した過去の病気体験がある場合，例えば，癌であることを伝える設定は，癌の宣告を受けた経験があるSPには適切ではありません。たとえ本人が大丈夫だと思っても，学習者の態度により，そのときの辛い経験がフラッシュバックしてしまい，感情をコントロールできなくなることもあります。SPの心理にふさわしいかどうかを第一に考えることが重要です。

⑵演技練習

練習の流れは一般模擬患者の通常のトレーニングと同様に進みますが，リアリティのある演技ができるかどうか確認しながら進めていきます。

⑶演技後，役から抜ける練習

難しいシナリオは感情移入しやすいので，演技の終了後，気持ちを切り替えるために，役から抜ける作業をします。ちょっとした儀式のように，膝をパンと打つとか，部屋の外に出て深呼吸をするなど，感情の整理をします。切り替えが上手くできないと，気持ちの乱れを引きずったままフィードバックをすることになるため，批判的，攻撃的になる傾向があります。

⑷フィードバック練習

学習者の方も難しいシナリオに対し，緊張してうまくいかなかったり，逆に感情的になってしまうこともあると予測されます。そのような場合でも，先に述べたようなフィードバックの原則に立ち戻って，学習者にとってモチベーションが上がるようなフィードバックができるように練習をしていきましょう。

4　デビュー

一般的には，一般模擬患者からのスタートの方が，負担が少なくてすみます。諸事情により，OSCE のための標準模擬患者から SP デビューする場合は，初心者は医療面接そのものにまだ慣れていないため，標準化の乱れや間違いなどの失敗を起こしやすく，失敗への自責の念，評価者からの指摘がトラウマになることがあります。試験という責任に対する SP の心理的負担が大きくなりますので，本人の意向を確認した上で，しっかり練習して準備をしましょう。医療者の都合で養成プログラムを考えるのではなく，SP 中心の養成を考えることが大切です。

(1) 比較的安全な場でデビュー

デビューは可能な限り失敗が許される安全な場所でできるように配慮しましょう。例えば，学生の自主勉強会，あるいは，比較的気楽な雰囲気で臨める医療面接実習などがよいでしょう。

(2) サポート体制を整える

安全な場所でのデビューであっても，医療者，特に医学生，医師を相手にする新人 SP の不安，緊張は大きいものです。教員や他の SP がサポートする旨を伝え，SP が困ったときにすぐ対応できるようにしておくことが必要です。特にフィードバックを一緒に考えたり，助言できるよう体制を整えておきましょう。

(3) SP の心理的サポートも忘れずに

デビュー後，新人 SP はさまざまな思いを胸に抱いていますので，そのままで終了せず，思いをしっかり聞き，受け止めて，今後へつなげられるようにサポートします。

5　振り返り

体験学習理論では，その直後に，体験したことに対してどう考え，どう感じたかを伝える事後の活動を重視しています。この活動を「振り返り」と呼んでいます。この振り返りを通じて，自分を客観化して行動と感情を理解し，分析することで，次の行動へとつなげることができます。

(1) 直後の振り返り

実習，セミナー，OSCE などのイベントのあとは，必ず振り返りをして SP の行動と気持ちを整理しましょう。特に，気持ちを整理することは SP にとって重要です。新人 SP だけでなく，経験のある SP でも，OSCE など長時間続

表4　振り返りの目的

```
1　SP の活動をねぎらう
2　SP の緊張をほぐす
3　SP は自分を客観化して，行動と感情を理解し整理する
4　SP 養成者は SP の話を傾聴し，受け止める
```

く試験，悪い知らせを受ける場面，あるいは精神疾患など感情面への対応が必要なシナリオを演じた後は，疲労感，不全感，または高揚感など，さまざまな感情の高ぶりや感情の乱れが起こることがあります。10 分でも 30 分でも振り返りのための時間をとることを忘れないようにしましょう。表4に振り返りの目的をまとめます。

(2) 反省会

イベント直後の振り返りとは別に，1 週間ほど経って落ち着いた頃に，客観的に自分たちの演技，評価，フィードバックについて分析するための反省会をもつとよいでしょう。問題点を指摘する批判的な反省会にならないよう配慮し，どう改善したら SP として向上するのかを考え，次につながるような前向きな反省会になるように心がけましょう。

6　継続トレーニング

これまで，主に新人のトレーニングについて説明してきましたが，次に，SP を継続していく中で，スキルアップを目指すための継続トレーニングを紹介します。

(1) フォローアップ自主学習会

経験豊富な SP を中心に，責任をもって運営してくれる人を選び，定期的に

62　　第Ⅱ部　模擬患者のてびき

自主勉強会を開催するように促します。実習時やOSCEのビデオを見直して検討したり，新しいシナリオの練習やフィードバックの練習の場とします。特に，フィードバックの練習は，理解が深まりフィードバックの質の向上につながりますので，繰り返し行うことをお勧めします。ときに，養成者が参加し，正しい方向に向かっているか確認することも大切です。

(2) 外部の勉強会に参加

所属するSP研究会の中だけでずっと活動をしていると，井の中の蛙のように，慣れや自己満足に陥ることがあります。ときには，外部のSP養成関係のセミナーやワークショップなどに参加し，あるいは他大学のSP実習の見学をして刺激を受けましょう。そうすることで，モチベーションが高まっていきます。

(3) 医療面接セミナーの企画

練習の場を提供するような，学習者もSPも自由に参加できるセミナーを企画して，SPの演技とフィードバックを磨くことも有効な方法です。特に，新人SPには良いデビューの場となります。ここでは，学習者もSPも自分のスキルを磨くというコンセプトでお互いに学び合います。また，学習者のニーズ，一般人として患者からのニーズなどを本音で語りあうこともできます。そして，SP，学習者，教員の交流の場としても機能します。こうしたセミナーを良い学習の場，練習の場とするためには，教育目的からはずれないよう学習者やSPを指導する教員の存在は欠かせないでしょう。

(4) 質のコントロール

SPが学習者に与える影響力は大きいため，養成者は時々SPの演技やフィードバックをチェックし，SPの質を維持，向上させていくことが重要です。SP養成者やファシリテータは，付録4の「SPの質のコントロール評価表」を使って，演技の正確性，リアリティ，聞かれていないことを発言する回数をチェックしたり，実習時のフィードバックの構成，内容などを評価することで，

第5章 模擬患者になるには？　63

SP の改善点がわかり，今後のトレーニングの計画が立てやすくなります。

7　マネジメント

　SP を組織的に養成するためには，ハード面として，練習するための部屋，資料作成や通信用のパソコン，録画機器，その他の事務用品，そして，SP への謝金が必要になります。予算の多少はそれぞれの大学で事情が異なりますが，標準的には，謝金は 1 時間 1,000 円程度となります。OSCE などの試験時は半日，または 1 日単位で支払われ，5,000 円から 10,000 円が多いようです。

8　トレーニングプログラム

　一般模擬患者と標準模擬患者のトレーニングプログラムを表 5 に紹介します。このうち，標準模擬患者のトレーニングについては次の第 6 章で詳しくお話しします。

64　　第Ⅱ部　模擬患者のてびき

表 5　トレーニングプログラム

練習	内容	練習時間
シナリオ理解	一般模擬患者 ・シナリオの理解 ・シナリオを自分の背景に適宜修正	2 ～ 3 時間
	標準模擬患者 ・シナリオの理解と擦り合わせ ・タイムラインの整理 ・ライフスタイルの整理	3 ～ 4 時間
演技練習	一般模擬患者 ・役作り ・演技指針を確認	2 時間
	標準模擬患者 ・役作り ・演技指針を確認 ・演技基準を合わせる ・非言語コミュニケーションの基準合わせ ・想定外の質問の対応	3 ～ 4 時間
フィードバック練習	一般模擬患者 ・フィードバックの意義 ・基本ルールの理解 ・避けたいフィードバックの確認 ・フィードバックシートの活用 ・実際に演技をしてフィードバックの練習 ・フィードバックの分析	3 ～ 4 時間
評価練習	標準模擬患者 ・評価表の理解 ・実際に演技をして評価の練習 ・評価基準を合わせる	3 時間
追加練習	・シナリオの複雑性や SP の経験によって追加練習をする ・SP がある程度自信がもてるようになり，SP 養成者が良いと判断したら終了	SP により変わる

第 5 章　模擬患者になるには？　　65

第6章

標準模擬患者のトレーニング

　ここでは，試験に参加する標準模擬患者のトレーニングについて，臨床実習前 OSCE 用と難易度の高い臨床実習後 OSCE 用に分けて説明します。一般模擬患者とは異なり，演技と評価の標準化をはかるための練習が中心となります。OSCE 時のフィードバックについては行われない場合が多いため省略しますが，学年途中で実施される形成的評価のための OSCE はフィードバックが含まれます。第5章を参照してください。

1　臨床実習前 OSCE 用標準模擬患者のトレーニング

　主として，1．シナリオ擦り合わせ，2．演技練習と標準化，3．評価練習と標準化，の3回の練習を基本に，SP の経験と技能によって，練習を追加していきます。

⑴シナリオ読み込み（事前準備）

　臨床実習前 OSCE の場合は，実施評価機構より提示されたシナリオを大学が選択し，SP に渡します。試験問題であるため守秘義務が生じることから，その同意書にサインをもらいます。そして，シナリオ擦り合わせの前に，各自がシナリオを熟読し，症状を時系列に整理するタイムライン（付録5）と，一日の生活の流れを整理するライフスタイル（付録6）の2種類のワークシートに書き込んできます。シナリオの整理は，トレーニング第1回目のシナリオ擦り合わせの時に行ってもよいですが，じっくり読み込んでもらうためにも，宿

題として，事前に書き込んできてもらうのがよいでしょう。

(2) シナリオ擦り合わせ（1回目練習）

　第1回目の練習の目的はシナリオに書かれた患者を理解することです。同じシナリオに書かれた患者でも，SP の解釈はそれぞれに異なりますので，事前に書き込んでもらった2種類のワークシートをもとに，話し合い，解釈の違いが生じたときには，統一を図り，一人の患者像を作り上げていきます。例えば，"2カ月前から時々胸が痛みます"という場合，痛みの頻度はどれくらいに解釈されるでしょうか？　ある SP は1カ月に1回，また，ある SP は2週間に1回，または，1週間に1回と解釈するかもしれません。これはそれぞれのSP が異なった背景をもっているため当然生じる違いだと思われますが，試験時に受験者が「時々とはどれくらいの頻度ですか？」と深く掘り下げて質問した場合，答え方によって患者の重症度が変わってしまいます。このようなズレを避けるため，SP 養成者が黒板にワークシートを書き，SP の解釈を確認しながら書き込んでいきます。上記のように解釈が異なった場合，SP 間で"時々"に対する頻度を決めていきます。このように，症状一つひとつを時系列にまとめる作業は3時間くらいかかりますが，この作業をしっかり行うことで，一人の患者像が明確になり，SP 間でのズレと各 SP が試験を繰り返す中でのブレを小さくすることができます。これは標準化の核となる重要な作業といえます。次に表1のシナリオを例に，付録5と6のワークシートの書き方を説明しましょう。

　① タイムライン・ワークシート

　図1のように，横のラインが時間軸で，症状の「始まり」から「現在」を表します。斜めのラインは症状の出現時期と症状を表します。この書き方は，以前テレビ局に勤めていた SP のアイデアを採用したもので，斜めラインの上に時間を，下に症状を書いて時系列に並べていきます。タイムラインを整理することで，いつ，何が起きたかがひとまとまりに表示され，一目で理解することができます。重要な部分は色を変えたり，マーカーを使ってハイライトするなどの工夫をすると，より理解しやすくなります。上部の波線は痛みの強度を示

表 1　シナリオ例：胸が締め付けられる

患者：伊藤　花子　50 歳　女性　税理士
場面：総合病院の内科外来　初診
主訴：胸が締め付けられる
現病歴：2 カ月前から時々胸が締め付けられる感じがある。1 カ月前には出勤途中，駅で階段を駆け上がったとき起こった。しばらくじっとしていたら治まった。仕事中にも起こることがあるが，10 分くらいで治まるし，仕事ができない程ではない。春の健康診断では異常なしといわれたことと，仕事が忙しかったので放置した。しかし，ここ 1 週間くらいは頭も痛くなり，胸の締め付けも毎日おこる。しかも，その感じが強くなってきたように感じる。睡眠時間は平均 5 時間で睡眠は良好。食欲良好で特に体重の変化はない。毎晩，ビールを 350ml 飲む。タバコは吸わない。
受療行動：先日テレビで狭心症のことをやっていて，自分の症状と似ていたので，これはまずい，と思い受診した。
解釈モデル：父が 55 歳のとき心不全で亡くなっているので自分もそうなるのではないかと心配。仕事が忙しいので今倒れる訳にはいかない。しっかり検査して原因をみつけてほしい。
既往歴：特になし
家族歴：父は心不全で他界。母は 3 年前に子宮癌で手術。
患者背景：夫 55 歳，長男 20 歳，母 50 歳と 4 人で暮らしている。長男が引きこもりなので心配。

します。小さな波は軽度の痛みで，大きな波は強い痛みを表します。痛み以外の症状でも，その程度を表すことができますので，この波線をみることで，症状の程度の変化も理解しやすくなります。その他の症状や既往歴，生活状況などは横ラインの下の空欄に横書きで書き込んでいきます。解釈モデルは，現在抱える心配事・ストレス・希望など，シナリオの内容に合わせて書き込みます。解釈モデルは役作りをする上で重要となりますので，別枠で整理した方がよいでしょう。最後に，家族構成を家系樹として整理し，同居家族を○で囲みます。

② ライフスタイル・ワークシート

　図 2 のように，24 時間を示す時計を用いて，大まかな一日の流れを整理します。シナリオには生活に関して，整理するだけの十分な情報がない場合もありますが，症状，職業，性格などから推測して，患者の一日を考えます。例え

68　　第Ⅱ部　模擬患者のてびき

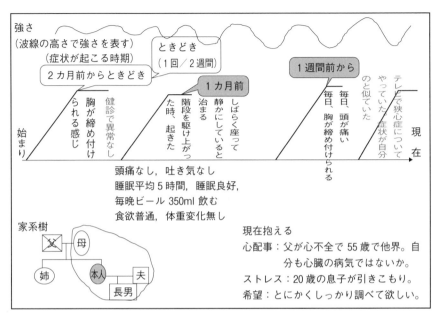

図1　タイムライン・ワークシート

ば「何時に起きますか？」「ジムに行くといわれましたが，何時頃行かれるのですか？」など，受験者からの予期せぬ生活に関する質問にも，慌てず答えることができます。一日の生活を整理することで，SPはより患者をイメージしやすくなります。

　書き方は，起床，就寝，食事の時間，仕事，余暇など生活の基本となることに加え，症状の出現する時間と，症状に影響を与えるようなことがらは円外に特記します。こうすることで，生活の流れの中で問題事項を明確にすることができます。

(3) 演技練習と標準化（2回目練習）

　シナリオの擦り合わせにより，患者理解の統一ができたら，演技練習に移ります。

　シナリオ擦り合わせの日から少し時間を置くことで，シナリオの理解が深ま

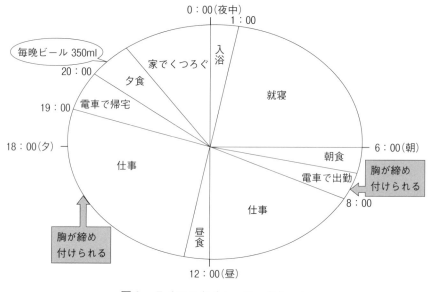

図2　ライフスタイル・ワークシート

ります。また，再度見直すことで，新たな疑問が出てくることもあります。2回目練習は，シナリオについての簡単なおさらいと質問から入るとよいでしょう。その後，SP と SP 養成者，または，SP 同士でペアになり，演技の練習を行います。セッションを一斉に始め，一斉に終了し，その後，お互いに演技について間違っていなかったか，聞かれていないことを発言していなかったかなど，チェックし合います。各ペアでチェックし合った後，全体で問題点・疑問点などを共有します。こんなところを間違えた，勘違いした，あるいは，ここは覚えにくいなど，気づいた点を出し合い，そして，改善策を考えていきます。全体での振り返りは，間違えやすいところを意識化することができ，同じ間違いを未然に防ぐことに役立ちます。また，意味を変更しない範囲でいいにくい内容，長い文章などは，いいやすい言葉に変えたり，2つの文章に分けていうようにするなど，演じやすい方法を考えることもできるため，大変有効です。

　演技練習は数回繰り返し行うとよいでしょう。最初の練習は OSCE 用に前もって想定されている問答集に沿った質問で，正確に覚えたかどうかを確認し

ます。一字一句同じである必要はありませんが，異なった意味として伝わらないように注意をする必要があります。次の練習は問答集以外の質問などを盛り込んだり，質問の順番をかえて聞いたりと，答えるのに悩むような質問の仕方で練習します。難易度を高くする必要はありませんが，想定外の質問があったときの答え方の準備として役に立ちます。

　演技で注意するのは，どの情報をいつどれだけ提供するかという言語コミュニケーションの側面だけでなく，表情，ムード，声の大きさ・早さ，痛みの身体的表現などの非言語コミュニケーションの側面も，ある程度統一する必要があります。試験という性質上，10分という時間制限がありますので，あるSPはとてもゆっくり話し，あるSPは早口で話すというのでは，情報提示が公平ではなくなります。あるいは，あるSPは厳しい表情で，あるSPはニコニコした表情だと，受験者に与える心理的な影響も異なってきます。このような理由から，非言語コミュニケーションの側面でもある程度標準化をはかることが必要なのです。

　もうひとつ重要なことは，評価者マニュアル（評価者用に準備された採点の基準を示したもの）の評価基準と摺り合わせをすることです。これは直接SPの養成とは関係のないところですが，試験を行う上できわめて重要な部分です。SP養成者が，前もってSP用シナリオと評価者マニュアルを見比べて，採点に関連するSPの演技指針と評価者マニュアルの評価基準の内容に食い違いがないかチェックしておく必要があります。

⑷評価練習と標準化（３回目練習）

　評価の練習は，SP間で評価がばらつかないよう標準化するために行います。SPが評価を求められない大学もありますが，多くは評価者による評価に加えてSPによる評価も組み込まれています。臨床実習前OSCEの場合は，評価表は指定のものを使います。態度とマナーはよかったか，十分に話せたか，正確に話を聴いてもらえたか，などの項目に関して評価するものが多く，客観的評価だけでなく，SPの感じ方による主観的評価も含まれます（第3章図6「評価表の例」参照）。そのため，評価基準が何もないと評価しにくく，SPの不安の

原因になりますので，評価する項目ごとにチェックすべき項目，例えば，態度であれば，相づちがあった，アイコンタクトがあったなど，関連項目を3～5個作って基準をつくると評価がしやすくなります。迷ったときは尺度のよい方に評価します。

　ある程度の基準が決まったら，良くできる受験者，標準的受験者，問題のある受験者の役柄で演技します。それをSP全員が各々に評価し，どのように評価したのかを確認していきます。そうすることで，極端に甘く評価する，または厳しく評価する場合が明らかになります。そして，そのように評価した理由をSPに聞きます。その理由が妥当なものか，全員で議論をしながら評価の擦り合わせを行っていきます。4段階評価の場合，1と4に分かれるのは問題ですが，全員が全く同じ評価になるように標準化することは難しいので，2段階の幅に評価が収まることを目指します。

　これまでの，シナリオ擦り合わせ，演技の標準化，そして評価の標準化と3回の練習をすることで，8割方の標準化はできると思います。しかし，SPにより個人差がありますので，さらに練習が必要なSPには，適宜，追加練習を行います。

2　臨床実習後OSCE用標準模擬患者のトレーニング
——身体診察のあるシナリオ用

　臨床実習前OSCEでは，医療面接は，通常，SPの参加する初診設定のケースを行うことが多かったのですが，臨床実習後OSCEでは，医療面接に加えて身体診察から得られた情報を元に，鑑別診断を行い，指導医に報告することを課題として評価されます。ここでは，医療面接に加えて身体診察を行う場合の練習を紹介します。

　練習は臨床実習前OSCE用標準模擬患者のトレーニングと同様に，1．シナリオ擦り合わせ，2．演技練習と標準化，3．評価練習と標準化，の3回の練習を基本としますが，その前に，重要なこととして，SPに対して身体診察

をされることに対する同意を得ることが加わります。

(1) 身体診察の許容範囲の確認とシナリオ選び

　体のすべての部分に対しての身体診察に協力が得られる SP は多くはありませんが，部位によっては協力が得られることがあります。私たちの調査によると，胸，お腹，背中の診察に関して，米国では 98 ％，英国では 65 ％の SP が協力していました。一方，日本の SP は 25 ％と低い許容率ですが，頭，首，手と足に限定すると，80 ％の SP が許容すると回答しました。このような背景から，身体診察を想定したシナリオを考えるときに，SP の許容部位も検討する必要があります。また，許容していない部位を学習者が診察しようとしたとき（女性に胸部診察を求めるなど）の対応も検討することが，SP の安全を確保する上で大切です。

　シナリオが決定したら，SP を募集しますが，依頼の過程では十分な配慮が必要となります。準備されたシナリオから想定される身体診察を詳細に説明した後，SP に参加の可否を検討してもらった上で，同意を得ることが重要です。

(2) シナリオ擦り合わせ，演技および評価練習と標準化

　これらの練習方法は臨床実習前 OSCE の 3 回練習と基本は同じですが，身体診察の練習が加わります。例えば，パーキンソン病の想定であれば，前のめりで小きざみな歩き方，手の震え方の練習と診察を受けたときの身体症状の表現の仕方などを演技の指針に沿って練習します。医師のデモンストレーションあるいはデモテープのビデオをみながら練習すると，症状の標準化が効果的になります。評価に関しては，身体診察に関する評価項目が追加されます。診察時の指示だしの明確さ，タオルを掛けるなどの羞恥心への配慮，「手が冷たくてすみません」といった患者配慮などに対して基準を設けて，評価の標準化をはかります。

(3) フィードバック練習

　試験時にフィードバックを行うことは多くはないですが，フィードバックが

第 6 章　標準模擬患者のトレーニング　　73

表2　身体診察に関するフィードバック項目

1　診察の許可を得たか？
2　脱衣の指示が適切でわかりやすかったか？
3　羞恥心への配慮があったか？（タオルを掛ける，脱着衣時に目を外す，など）
4　部屋の温度，手の冷たさ，などの患者配慮があったか？
5　診察前に何の目的でどこの部位の診察をするかの説明があったか？
6　診察が荒っぽく，ぞんざいでなく，丁寧（正確さではない）であったか？
7　診察時に安心させるような声かけがあったか？
8　診察終了を告げ，着衣を促したか？
9　診察の結果をわかりやすく伝えたか？

あるときのために説明します。情報収集のコミュニケーションに関するフィードバックに加え，身体診察に関するフィードバックが加わるため，難易度が上がります。身体診察を受けることで，前半の情報収集の内容を忘れる傾向がありますので，慣れるまでは注意が必要です。コミュニケーションに関するフィードバックは第5章を参考にしてください。身体診察に関しては，基本ルールは同じですが，フィードバックをする内容には表2の項目があげられます。

3　振り返り

OSCE などの試験への参加は，SP には責任が重く感じられるため，一般模擬患者と同様，必ず振り返りをして SP の気持ちを表出してもらいましょう。長時間続く OSCE の後は，疲労感，不全感，または高揚感など，さまざまな感情の高ぶりや感情の乱れがあります。私の経験からいいますと，OSCE の後は受験者の問いに対して迷いながら発した言葉が受験者の評価に大きな影響を与えてしまったのではないかと責任を感じている SP が多いのです。家に帰ってからも，ずっと気になって悩まれた SP がいました。振り返りで話を聞き，

「それで大丈夫です」「そこは評価に影響はないです」と伝えることで気持ちが落ち着き，安心することができます。10分でもよいので感想を聞き，感情を処理する時間をもつことを忘れないようにしましょう。

第 **7** 章

医療面接実習をはじめる

　効果的な医療面接実習を行うためには，事前の準備が欠かせません。また実習を終えたあと，その内容を振り返ることは，さらに効果的な医療面接実習につながります。医療面接実習の具体的な手順を「準備」，「実習」，「振り返り」と段階を追って説明します（図1）。またファシリテータの役割についてもお話しします。

1　準　備

(1) 医療面接実習の目的を立てる

　明確な目的を立てることは，医療面接実習を成功させるための大切な作業です。学習者の学年や学習レベルに合った目的を設定します。また同時にその目的を達成できたかどうかを確認するためのチェック項目も設定します（表1）。それによって，学習者は目的に到達するための具体的な行動について理解を深めることができます。このような目的設定とチェック項目，他にタイムスケジュール表（表2），面接で使うシナリオ等を資料としてまとめ，実習にかかわる関係者（ファシリテータ，SP，補助スタッフなど）と共有し，同意を得ておきます。

(2) ファシリテータ役のトレーニング

　ファシリテータとは進行役で，通常は教員や指導医がつとめることが多いです。ファシリテータは準備段階から計画にかかわり，その実習の目的を十分理

【準　備】
・医療面接実習の目的を立てる
・医療面接実習の目的を達成できたかを確認するためのチェック項目の設定(表1)
・タイムスケジュール表の準備（表2）
・ファシリテータ役のトレーニング
・実習にかかわるスタッフ，ファシリテータ，SPへの資料の配布（シナリオ，タイムスケジュール表，チェック項目等）
・SP参加型医療面接実習の評価シートの準備（表3）
・必要な物品の準備
　（例：ストップウォッチ，医師役の卓上に置く時計，メモ用紙，筆記用具，手指アルコール消毒の用具，学習者用患者情報等）

【実　習】
・座席の配置や換気，室内温度の点検をするなど部屋の準備
・医師役学習者用の卓上に置く患者情報の準備（患者名，性別，年齢等を記入したもの）
・学習者へのあいさつとオリエンテーション
・医療面接実習の開始
・医療面接実習終了後，医療面接実習評価シートの記入依頼

【振り返り】
・医療面接実習の全体的な進行と双方向性のディスカッションを促進させる
・設定した目的やチェック項目に関して振り返りを行う

図1　医療面接実習の流れ

表1　実習の目的の達成確認チェック項目の例

＜目的＞患者さんの話を十分に聴く，信頼関係を築く
①あいさつ，自己紹介ができる
②患者の名前を確認する
③開かれた質問ができる
④患者さんの話を遮らない
⑤専門用語を使わず，患者さんにわかりやすい適切な言葉を使える
⑥患者さんとの信頼関係を築くために
　　A）アイコンタクトをとれる
　　B）適切な位置と姿勢で患者さんと向き合える
　　C）相づちを入れられる
　　D）共感の言葉をいえる

解していなければなりません。学習者のディスカッションを促し，話題を方向付け，最終的に学習者に何を達成してほしいのかについてしっかりと確認しておく必要があります。また実習のための環境づくりや，場面のコントロール，雰囲気作りにも関わります。

　ファシリテータ役の経験が豊富ではない人を採用する場合には，事前に熟練のファシリテータ役によって行われる実習を観察させたり，インフォーマルなグループ（学生の勉強会など）のセッションでファシリテータ役として参加させることもよい経験になります。

(3) 実習の評価シート

　学習者に実習の評価や感想を尋ねる評価シート（表3）を用意しておき，実習終了後に記入してもらいます。この評価シートからは，今後の実習をより充実させていくための貴重な情報が得られます。評価の内容としては，実習の目的・時間配分や長さ・ファシリテータに関して・目的達成にかかわる自己評価等が例としてあげられます。自由記述欄を設けておくのも，学習者からの率直な意見や感想を引き出す上で有効です。

78　　第Ⅱ部　模擬患者のてびき

表2　タイムスケジュールの例：70人を7人ずつの10グループの部屋にわけて、SP10人が1人1シナリオで行う場合

時間	担当者	役割	内容	配布物・道具
前日		準備		
13:00	○○	前回のおさらい 学習目標確認・医療面接手順説明	ファシリテータは担当のSPに一言あいさつする グループメンバーの発表（講堂で全体会） 患者さんの話を十分に聴く、信頼関係を築くなど	マイク、書画カメラ 白紙、ペン チェック項目表、タイムスケジュール表
13:10	△△	SPセッションの準備	SPさん、ファシリテータはグループの学生とともにセミナー室へ移動	
13:20	ファシリテータ	グループワーク	簡単な自己紹介、医療面接の医師役の順番を決める（1グループ7人）	
13:40	ファシリテータ	学習体験 （4セッション）	SP参加型医療面接実習開始＜15分が1セット＞ ・SPセッション（5分） ・医師役感想のちグループディスカッション（7分） SP部屋の移動（3分）（SPが1回のセッションごとに部屋を移動する）	ストップウォッチ、医師役学習者の卓上に置く時計、メモ用紙、筆記用具、手指アルコール消毒用具、医師役学習者の卓上用患者情報
14:40	休憩			
14:50	ファシリテータ	学習体験 （3セッション）	SP参加型医療面接実習の繰り返し	
15:35		実習終了	実習終了 講堂へ移動	
15:45	□□	振り返り 実習評価	まとめ、次回の説明 SP参加型医療面接評価シートの記入	評価シート
16:00		終了		

参加教員：○○・△△・□□……

表 3　SP 参加型医療面接実習の評価シート

各項目について下記に示す 5 段階で評価してください

5 ＝強く同意する	4 ＝同意する	3 ＝どちらともいえない
2 ＝同意しない	1 ＝まったく同意しない	NA ＝評価できない

1．学習目的と達成度について	
1）セッションの目的は明確であった	
2）医療面接実習としてふさわしい目的であった	
3）自分はその目的を達成した	
2．学習方略について	
1）学習方法（講義，実習，グループワークなどの学習形態）は適切であった	
2）学習場所は適切であった	
3）学習時間は適切であった	
→1 または 2 と記入された方で長すぎたと感じた方は L，短すぎたと感じた方は S と記入してください	
4）ファシリテータは適任であった	

その他，意見や感想などありましたら自由に記入してください

2 実　習

(1) 導　入

　学習者が到着する前に部屋のセッティングを行っておきます。医療面接の観察学習を行う際には，医師役である学習者の座る位置に配慮が必要となります（図2）。机の角を利用した90度の位置に学習者である医師役が座ります。ストレスを与えないよう，ファシリテータは学習者の背後から観察するとよいでしょう。そして，その周りに見学の学習者，見学のSPが座ります。また，部屋の温度や換気も確認しておきます。医師役学習者用のフェイスシート（患者情報）を面接する机の上においておきます。これで準備は完了です。

　医療面接実習を始める前に，まずファシリテータが自己紹介を行い，次に学習者の名前の確認を行います。実習の間はできる限り名前で呼び合うようにします。そのことによって学習者一人ひとりを尊重する雰囲気が生まれます。次に，ファシリテータから実習に関するオリエンテーションを行います。今回の実習の目的，目的達成チェック項目，医療面接の流れ，ディスカッションの際

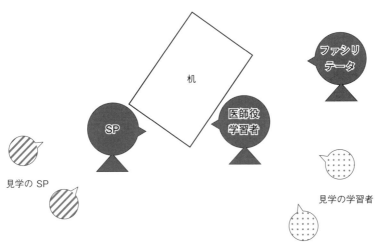

図2　実習の際の配置

の注意事項などを伝えます。このオリエンテーションの雰囲気はその後の実習に影響を与えますので，できるだけ学習者がリラックスできるように配慮します。

(2) 医療面接の手順

　医療面接開始前に医師役の学習者に 1 ～ 2 分時間を与え，今回の医療面接での目標を立ててもらいます（アイコンタクトをとる，共感の言葉かけをする，など）。自分のレベルに合わせた目標を立ててもらうことで，能動的な学習態度を促進します。見学の学習者は，医療面接をみて気がついたことをできるだけ具体的に覚えておき，振り返りのときに伝えます。

　医療面接を開始します。定められた時間が来たらファシリテータが終了の合図を出し，振り返りを開始します（流れについては第 5 章図 1 「医療面接実習の流れ」も参照）。最初に医師役の学習者に感想を聞きます（うまくできたこと，難しかったこと，自分が立てた目標を達成できたか，など）。このことによって，医師役から学習者に戻り，自分自身を客観的に振り返ることで，学習者自身の自己評価と問題解決を促す効果があります。次に見学していた学習者からのフィードバックを開始します。できるだけ学習者からの自発的な発言を促し，端から順番に当てていくような形式は避けるようにします。フィードバックの内容は，医師役の具体的な言動を取り上げて，それに対してどのように感じたかをあげてもらうようにします。見学者からの一通りのフィードバックが終了した時点で患者役の SP からのフィードバックを始めます。その後，見学の SP のフィードバックの意見も聞き，さらにディスカッションを深め，最後にファシリテータが今回ディスカッションされた話題について要約し，アドバイスをするなど，まとめの作業を行います。

(3) 締めくくり

　ファシリテータは決められた時間内にディスカッションを終わらせます。終了の際にはディスカッションのポイントを要約し，言い残したことはないかを

82　　第Ⅱ部　模擬患者のてびき

確認します。また実習の評価シートが準備されている場合には，配布して記入してもらいます。

3　スタッフの振り返り

医療面接実習を終えた段階で，実習に関わったスタッフ（ファシリテータ，SP 養成者，SP など）が集まり，振り返りを行います。振り返りの内容は，目的が適切であったか，実習の手順や時間配分，ファシリテータのグループ運営，SP の演技やフィードバックについてなど，多方面にわたります。その際に記入してもらった実習の評価シートに目を通し，学習者の反応を確認することも有効です。振り返りは実習が終わった直後か，記憶が薄れないうちになるべく早く行うことが望ましいです。

シナリオ集

シナリオの使い方

　ここでは，模擬患者（SP）用シナリオとそれに対応する学習者用フェイスシートが別々になっています。学習者は，学習効果を高めるためにシナリオをみないでフェイスシートを使って医療面接実習に取り組みましょう。

　シナリオは，医学・歯学・薬学・助産・看護分野が初級・中級・上級に分かれ，一部の上級では身体診察を含むなど，多様な場面で設定されているため，目的に合わせて選べます。患者の性別や年齢は特定して書かれていますが，性別を変えてもよいものもあり，10歳前後の幅は広げることができますので，使用目的に応じて患者背景などをアレンジして使ってください。若い患者の設定のシナリオは学生同士のロールプレイを行う時に役立ちます。

　レベルの目安として，医学では，初級は情報収集の練習を目的とし，3～4年生が対象となります。中級は鑑別診断を考えることを目的とし，4～6年生が対象となります。上級は単に情報を収集して診断を考えるのみならず，相手に十分に配慮した対応ができることを目的とし，5～6年生および研修医を対象とします。しかし，これはあくまで目安で，レベルを超えて広く活用していただければ幸いです。

　シナリオには，主訴（主な訴え），現病歴（主訴に関する経過），既往歴（過去の病気）といった患者の症状のみならず，受療行動（受診理由とそれまでの対処），解釈モデル（病状に対する思い）や患者背景などの中に，患者の不安なこと，医療者に望んでいることなどの心理社会的側面が盛り込まれています。SPにとっては一人の人間として患者をイメージしやすくなっています。また，学習者にとっては，患者を全人的に理解する練習ができます。

　以下の一覧表から，自分に合ったシナリオを選び練習を始めましょう。

番号	分野	レベル	性別	年齢	テーマ
1	医学	初級	女	50	咳と痰が続く
2	医学	初級	男	54	胸が痛い
3	医学	初級	男	32	下痢をする
4	医学	初級	女	28	目がかゆい
5	医学	初級	女	48	足がむくむ
6	医学	初級	男	50	胸焼けがする
7	医学	初級	女	49	身体がほてる
8	医学	初級	男	26	咳が出る
9	医学	初級	女	49	キーンと音がする
10	医学	初級	男	58	あまり食べられない
11	医学	初級	男	48	体重が減る
12	医学	初級	男	54	腰が痛い
13	医学	初級	女	31	だるさ・発熱と喉の痛みがある

14	医学	初級	男	40	右膝に腫れがある
15	医学	初級	女	33	吐き気がある
16	医学	初級	男	38	眠れない，気分が落ち込む
17	医学	中級	女	25	お腹が痛い
18	医学	中級	男	55	タバコをやめたい
19	医学	中級	男	42	眠れない
20	医学	中級	男	52	足がだるい
21	医学	中級	女	43	関節が痛い
22	医学	中級	女	23	身体がかゆい
23	医学	中級	女	25	熱がある
24	医学	中級	女	45	息苦しい
25	医学	中級	男	32	検査をしてほしい
26	医学・看護	中級	女	21	おりものが多い
27	医学	中級	男	63	しゃべりにくい（妻が同伴）
28	医学	中級	女	60	便が出ない（当番の医師への相談）
29	医学	中級	女	60	手が震える（研修医への相談）
30	医学	上級	女	48	薬を飲んだら下痢になった
31	医学	上級	女	19	生理痛がひどい（母親が同伴）
32	医学	上級	男	79	退院時の家族面談
33	医学	上級	男	50	悪い結果の説明
34	医学	上級	女	52	剖検依頼
35	医学	上級	女	46	血糖コントロールがうまくいかない
36	医学	上級	男	58	胸が痛い
37	医学	上級	女	38	喉が詰まる
38	医学	上級	男	62	血を吐いた
39	医学	上級	女	57	手がしびれる
40	医学	上級	男	45	足がしびれる
41	医学	上級	女	50	めまいがする
42	医学	上級	女	58	気持ち悪くて吐きそう
43	医学	上級	男	38	お腹が痛い
44	歯学	初級	女	48	歯茎から出血した
45	歯学	初級	女	28	歯がしみる
46	歯学	初級	男	60	歯を磨くと血が出て歯がぐらぐらする
47	歯学	初級	女	28	右下の奥が腫れて痛い
48	歯学	初級	女	45	右下の奥歯にものが挟まる
49	歯学	中級	女	45	急に歯が痛くなった
50	歯学	中級	女	50	硬いものを噛むと奥歯が痛む
51	歯学	中級	男	64	歯茎が腫れて痛い
52	歯学	中級	女	58	顎が痛い
53	歯学	中級	女	52	舌にできものができている
54	歯学	上級	女	52	ブラッシング指導
55	薬学	中級	女	42	薬について聞きたい
56	薬学	中級	女	25	発疹が出た
57	薬学	上級	男	68	麻薬を出すといわれて不安に
58	助産	初級	女	32	出血した（切迫早産）
59	助産	中級	女	35	分娩計画
60	看護	初級	女	24	情緒が不安定，急に不安に襲われる
61	看護	中級	男	65	血糖コントロールができない
62	看護	中級	女	45	術前に不安がある（乳癌）
63	看護	中級	女	40	術前に不安がある（子宮筋腫）

シナリオ集　　87

学習者用フェイスシート

　学習者は，シナリオをみないで，このフェイスシートを使って実習に取り組みましょう。

1

　氏名・年齢：山本　葵（女性）　50 歳
　場面設定：市中病院の内科外来　初診
　主訴：咳と痰が続く
　課題：医療面接

2

　氏名・年齢：田中　宗雄（男性）　54 歳
　場面設定：市中病院の救急外来（午後 4 時頃）
　主訴：胸が痛い
　課題：医療面接

3

　氏名・年齢：都築　俊夫（男性）　32 歳
　場面設定：大学病院の総合診療外来　初診
　主訴：下痢をする
　課題：医療面接

4

　氏名・年齢：米田　雅恵（女性）　28 歳
　場面設定：大学病院の総合診療外来　初診
　主訴：目がかゆい
　課題：医療面接

5

氏名・年齢：渡辺 景子（女性） 48 歳
場面設定：大学病院の総合診療外来　初診
主訴：足がむくむ
課題：医療面接

6

氏名・年齢：土屋 治夫（男性） 50 歳
場面設定：市中病院の内科外来　初診
主訴：胸焼けがする
課題：医療面接

7

氏名・年齢：阿部 花子（女性） 49 歳
場面設定：市中病院の産婦人科外来　初診
主訴：身体がほてる
課題：医療面接

8

氏名・年齢：岡本 准一（男性） 26 歳
場面設定：市中病院の内科外来　初診
主訴：咳が出る
課題：医療面接

シナリオ集　89

9

氏名・年齢：岡崎 益美（女性） 49 歳
場面設定：大学病院の総合診療外来　初診
主訴：キーンと音がする
課題：医療面接

10

氏名・年齢：中園 卓也（男性） 58 歳
場面設定：大学病院の内科外来　初診
主訴：あまり食べられない
課題：医療面接

11

氏名・年齢：重見 玄太（男性） 48 歳
場面設定：市中病院の内科外来　初診
主訴：体重が減る
課題：医療面接

12

氏名・年齢：三谷 啓次（男性） 54 歳
場面設定：市中病院の救急外来（午後 1 時半頃）。車いすに乗っている
主訴：腰が痛い
課題：医療面接

13

氏名・年齢：村上 真里（女性） 31 歳

場面設定：市中病院の内科外来　初診

主訴：だるさ・発熱と喉の痛みがある

課題：医療面接

14

氏名・年齢：榊原 正俊（男性） 40 歳

場面設定：市中病院の整形外科外来　初診

主訴：右膝に腫れがある

課題：医療面接

15

氏名・年齢：平山 奈緒（女性） 33 歳

場面設定：市中病院の内科外来　初診

主訴：吐き気がある

課題：医療面接

16

氏名・年齢：白井 悠太（男性） 38 歳

場面設定：市中病院の心療内科外来　初診

主訴：眠れない，気分が落ち込む

課題：医療面接

シナリオ集　91

17

氏名・年齢：春野 愛（女性） 25 歳
場面設定：市中病院の内科外来　初診
主訴：お腹が痛い
課題：医療面接

18

氏名・年齢：今井 義雄（男性） 55 歳
場面設定：診療所の禁煙外来　初診
主訴：タバコをやめたい
課題：医療面接

19

氏名・患者：近藤 俊夫（男性） 42 歳
場面設定：市中病院の内科外来　初診
主訴：眠れない
課題：医療面接

20

氏名・年齢：神谷 隆一（男性） 52 歳
場面設定：市中病院の内科外来　初診
主訴：足がだるい
課題：医療面接

21

氏名・年齢：伏見 明子（女性） 43 歳
場面設定：市中病院の内科外来　初診
主訴：関節が痛い
課題：医療面接

22

氏名・年齢：穴岸 麻子（女性） 23 歳
場面設定：市中病院の救急外来（午後 8 時頃）
主訴：身体がかゆい
課題：医療面接

23

氏名・年齢：鈴木 夏子（女性） 25 歳
場面設定：市中病院の救急外来（深夜 0 時 30 分頃）
主訴：熱がある
課題：医療面接

24

氏名・年齢：多野中 靖子（女性） 45 歳
場面設定：市中病院の救急外来（午後 5 時頃）。昼間の救急当番の医師から
の引き継ぎを受け，ベッドに休んでいる患者の話を聴く場面
主訴：息苦しい
課題：医療面接

㉕

氏名・年齢：宮崎 寛（男性） 32 歳
場面設定：市中病院の内科外来　初診
主訴：検査をしてほしい
課題：医療面接

㉖

氏名・年齢：鈴木 玲香（女性） 21 歳
場面設定：市中病院の産婦人科外来　初診
主訴：おりものが多い
課題：医療面接

㉗

氏名・年齢：高井 兼人（男性） 63 歳
場面設定：市中病院の救急外来（午後 8 時頃）。妻と 2 人で診察室へ
主訴：左手に力が入らず，しゃべりにくい
課題：医療面接

㉘

氏名・年齢：大山 圭子（女性） 60 歳
場面設定：市中病院の内科病棟（糖尿病の教育入院で 2 週間入院予定。1 週
間経過した）。日曜日に主治医ではない休日当番の医師が，患者の様子をみ
るために訪室
主訴：当番の医師に相談したいことがある
課題：医療面接
患者情報：HbA$_{1c}$ 8 ％で最近血糖コントロールが悪化して糖尿病教育入院
中。インスリンは使用していない。経口血糖降下剤を服用中。入院目的は
① 食事と運動指導，② 合併症のリスクの理解，③ 院内を 1 日 1 時間歩くこ
とである。

㉙

氏名・年齢：古元 春美（女性） 60歳
場面設定：市中病院の耳鼻科病棟（入院3日目）。精査入院中の患者を今日から受け持ちになった実習中の学生，または主治医の代わりに当番になった研修医が訪室
主訴：相談したいことがある
課題：医療面接
患者情報：1カ月微熱が持続，頸部リンパ節も腫脹がみられたため精査入院となった。現在，頸部〜胸部CTとリンパ節生検の結果を待っているところ。

㉚

氏名・年齢：佐竹 洋子（女性） 48歳
場面設定：市中病院の内科外来 再診
主訴：薬を飲んだら下痢になった
課題：医療面接
　一昨日，別の医師（研修医）が診た患者が，その時処方された薬で下痢になり，怒っているとの情報を看護師から聞かされた。この患者に対して医療面接をしなさい。

㉛

氏名・年齢：西田 純子（女性） 19歳
場面設定：市中病院の産婦人科外来 初診 母親と2人で診察室へ
主訴：生理痛がひどい
課題：医療面接

シナリオ集　95

32

氏名・年齢：鈴木 正宗（男性） 79歳

場面設定：市中病院の内科病棟　退院時の家族面談室

同席の家族：長男：鈴木正雄58歳　嫁：かおる57歳　孫：さおり32歳

課題：本人と家族に今までの病状の経過を説明し，今後の生活習慣を改善させるために，本人の理解と家族の支援がなされるように，退院時の家族面談をしなさい

患者情報：2週間前，夕方頃から咳が出るようになり，微熱もあったため，近くの診療所を受診した。肺炎の疑いがあるといわれ抗菌薬の点滴を3日間ほど受けたが症状は改善せず，体のだるさ，両脚のむくみがひどくなってきて，少し歩いただけでも息切れがするようになった。体重は75kgと普段より10kg増えていた。治療3日目の胸部レントゲン所見が悪化していたため当院を紹介され，救急外来を受診した。検査の結果，心房細動と心不全，肝機能障害ですぐに入院加療となった。入院治療により，2週間で症状は軽快し，退院が可能となった。毎日，日本酒を1～4合飲み，アルコール性肝障害との診断もついた。つまみに漬物など塩からいものは欠かせない。タバコは毎日20本を約50年吸っていたが，10年前から禁煙している。

㉝

氏名・年齢：河野 広（男性） 50歳
場面設定：大学病院の内科外来　再診　検査結果を聞くため診察室へ
主訴：咳が2カ月続く
課題：以下の設定で行われた検査結果（悪い結果）を伝え，次の方針を説明しなさい
患者情報：2カ月続く咳を主訴に2週間前受診した患者の胸部レントゲンで，右の下肺に直径2cmほどの結節陰影が認められた。先週撮影した胸部CTでは周りの血管影の巻き込み像があり，血液検査では炎症反応の上昇もわずかで，肺炎などの感染症ではなく，肺癌が強く疑われる。次は，気管支鏡の検査が必要と考えられる。前回の外来では，患者には「肺炎などの感染症か，あるいは肺癌のような腫瘍か，レントゲン検査ではわからないので，血液検査とCTをしてみましょう」と説明してある。

シナリオ集　97

氏名・年齢：長崎 洋子（女性） 52歳 （長崎啓司58歳の妻）
場面設定：大学病院の内科病棟面談室（午前10時頃）。夫（啓司）が死亡した約1時間後，妻（洋子）に解剖（剖検）を依頼するために面談室で話をする場面
課題：剖検依頼

　患者長崎啓司さん（58歳）は1年前に当院の外科で大腸癌の手術（結腸右半切除術）を受け，その後順調に回復し，外来で化学療法を続けていた。3カ月前に原因不明の発熱，呼吸困難，レントゲン上，肺に多発浸潤影が出現し入院。抗菌薬やステロイドでいったんは改善し退院も考慮したが，肝臓に腫瘤が出現，肝生検が難しい部位で，大腸癌の再発転移なのか，肝膿瘍のような細菌感染なのか，他の原因なのか不明のまま，肺の異常陰影も再燃。ここ1週間で状態が急激に悪化し，ステロイドパルス治療も施行したが，残念ながらつい1時間前に亡くなられた。主治医チームとしては，全力を尽くしたが，急激な全身状態の悪化を食い止めることができず，無念の思いが非常に強い。肺の異常陰影と肝臓の腫瘤が悪性腫瘍関連のものか，細菌や真菌などの感染症なのか，直接死因はなんであったのかなど疑問も多く，今回の治療方針が正しかったのかどうかを明らかにし，今後の診療の糧とするためにも，ぜひ解剖を家族に承諾していただき，病態を明らかにしたい。面談室で，妻にそのことを説明し，解剖の承諾を得るために最善を尽くしなさい。

35

氏名・年齢：加藤 好美（女性） 46歳
場面設定：診療所の外来（糖尿病の定期受診）
主訴：血糖コントロールがうまくいかない
課題：生活指導

　糖尿病と高脂血症のある46歳の女性。身長156cmで体重は73kg。転勤した前医から2カ月前に引き継いだばかり。糖尿病は経口血糖降下剤を2種類処方しているが，HbA$_{1C}$は8～9％。体重も増加している。2回の教育入院をして，その度に血糖コントロールは一時的によくなるが，自宅で生活するとまた戻ってしまう。食事は20単位1,600kcalと決まっているが守れておらず，運動もほとんどしていないようだ。本人がどれだけ糖尿病のことを本気で考えているのかも，まだわからないが，あまり熱心な患者とはいえない印象がある。カルテによると今のところ，合併症はなさそうである。

　本日は引き継いでから3回目の外来。本日のHbA$_{1C}$も9.2％と高く，主治医として対処が必要である。どうすればよいのかを考えて医療面接をしなさい。

36

氏名・年齢：秋田 秀雄（男性） 58歳
場面設定：大学病院の総合診療外来　初診
主訴：胸が痛い
課題：医療面接を行った後，鑑別診断を考えた上でそれに応じて，身体診察メモに示された診察を行いなさい（バイタルサインの記載あり）。最後に患者への説明も可能な範囲で行うこと
【身体診察メモ】
　血圧142/84mmHg，体温36.5度，脈拍72回/分
　呼吸数14回/分，SpO$_2$ 97％（酸素なしで）
　必要に応じた胸部の診察をしなさい。

氏名・年齢：竹内 由美子（女性） 38歳
場面設定：大学病院の総合診療外来　初診
主訴：喉が詰まる
課題：医療面接を行った後，鑑別診断を考えた上でそれに応じて，身体診察メモに示された診察を行いなさい（バイタルサインの記載あり）。最後に患者への説明も可能な範囲で行うこと
【身体診察メモ】
　血圧 123/68 mmHg，体温 36.2 度，脈拍 68 回/分
　呼吸数 15 回/分，SPO$_2$ 98 ％（酸素なしで）
　必要に応じた咽頭と頸部の診察をしなさい。

氏名・年齢：菊池 健雄（男性） 62歳
場面設定：市中病院の救急外来（夕方6時頃）
主訴：血を吐いた
課題：医療面接を行った後，鑑別診断を考えた上でそれに応じて，身体診察メモに示された診察を行いなさい（バイタルサインの記載あり）。最後に患者への説明も可能な範囲で行うこと
【身体診察メモ】
　血圧 168/92 mmHg，体温 37.2 度，脈拍 108 回/分
　呼吸数 26 回/分，SpO$_2$ 95 ％（酸素なしで）
　必要な身体診察をしなさい。

39

氏名・年齢：鈴木 理恵（女性） 57 歳
場面設定：大学病院の総合診療外来　初診
主訴：手がしびれる
課題：医療面接を行った後，鑑別診断を考えた上でそれに応じて，身体診察メモに示された診察を行いなさい（バイタルサインの記載あり）。最後に患者への説明も可能な範囲で行うこと
【身体診察メモ】
　血圧 148/82 mmHg，体温 36.7 度，脈拍 65 回/分
　呼吸数 14 回/分，SpO_2 97％（酸素なしで）
　必要な身体診察をしなさい。

40

氏名・年齢：樫山 礼司（男性） 45 歳
場面設定：大学病院の内科外来　初診
主訴：足がしびれる
課題：医療面接を行った後，鑑別診断を考えた上でそれに応じて，身体診察メモに示された診察を行いなさい（バイタルサインの記載あり）。最後に患者への説明も可能な範囲で行うこと
【身体診察メモ】
　血圧 112/78 mmHg，体温 36.2 度，脈拍 84 回/分
　呼吸数 12 回/分，SpO_2 98％（酸素なしで）
　必要な身体診察をしなさい。

41

氏名・年齢：谷 慶子（女性） 50歳

場面設定：大学病院の総合診療外来　初診

主訴：めまいがする

課題：医療面接を行った後，鑑別診断を考えた上でそれに応じて，身体診察メモに示された診察を行いなさい（バイタルサインの記載あり）。最後に患者への説明も可能な範囲で行うこと

【身体診察メモ】

　血圧168/94mmHg，体温36.3度，脈拍88回/分

　呼吸数20回/分，SpO$_2$ 98％（酸素なしで）

　必要に応じた神経系の診察をしなさい。その上で必要があれば，めまいの誘発法や体位変換による治療法を試みなさい。

42

氏名・年齢：秋田 裕子（女性） 58歳

場面設定：市中病院の救急外来（午後5時頃）。車いすに乗っている

主訴：気持ち悪くて吐きそう

課題：医療面接を行った後，鑑別診断を考えた上でそれに応じて，身体診察メモに示された診察を行いなさい（バイタルサインの記載あり）。最後に患者への説明も可能な範囲で行うこと

【身体診察メモ】

　血圧116/84mmHg，体温37.3度，脈拍98回/分

　呼吸数23回/分，SpO$_2$ 99％（酸素なしで）

　必要に応じた腹部の診察をしなさい。

43

氏名・年齢：三好　正（男性）　38歳

場面設定：市中病院の救急外来（午後10時頃）

主訴：お腹が痛い

課題：医療面接を行った後，鑑別診断を考えた上でそれに応じて，身体診察メモに示された診療を行いなさい（バイタルサインの記載あり）。最後に患者への説明も可能な範囲で行うこと

【身体診察メモ】

　血圧128/78mmHg，体温38.2度，脈拍92回/分

　呼吸数22回/分，SpO_2 98％（酸素なしで）

　必要に応じた腹部の診察をしなさい。

44

氏名・年齢：山本　清美（女性）　48歳

場面設定：歯科クリニック外来　初診

主訴：歯茎から出血した

課題：医療面接

45

氏名・年齢：中島　道子（女性）　28歳

場面設定：歯科クリニック外来　初診

主訴：歯がしみる

課題：医療面接

46

氏名・年齢：一宮　悟（男性）　60歳

場面設定：歯科クリニック外来　初診

主訴：歯を磨くと血が出て歯がぐらぐらする

課題：医療面接

シナリオ集　103

47

氏名・年齢：大矢 優依（女性） 28歳
場面設定：歯科クリニック外来　急患　初診
主訴：右下の奥が腫れて痛い
課題：医療面接

48

氏名・年齢：吉田 千絵（女性） 45歳
場面設定：歯科クリニック外来　初診
主訴：右下の奥歯にものが挟まる
課題：医療面接

49

氏名・年齢：伊西口 美咲（女性） 45歳
場面設定：歯科クリニック外来　初診
主訴：急に歯が痛くなった
課題：医療面接

50

氏名・年齢：松本 純子（女性） 50歳
場面設定：歯科クリニック外来　初診
主訴：硬いものを嚙むと奥歯が痛む
課題：医療面接を行った後，歯根破折の疑いがある慢性化膿性根尖性歯周炎
が強く疑われる検査結果が出たという設定のもとで，抜歯を治療の選択肢の
ひとつとして説明しなさい。

51

氏名・年齢：生田 喜久夫（男性）　64 歳
場面設定：歯科クリニック外来　初診
主訴：歯茎が腫れて痛い
課題：医療面接

52

氏名・年齢：横田 景子（女性）　58 歳
場面設定：大学病院の口腔外科外来　初診
主訴：顎が痛い
課題：医療面接

53

氏名・年齢：米川 武雄（男性）　52 歳
場面設定：大学病院の口腔外科外来　初診
主訴：舌にできものができている
課題：医療面接

54

氏名・年齢：佐倉 翔子（女性）52 歳
場面設定：月に一度の歯科クリニックでの定期検診。歯周病予防のためのブ
ラッシング指導を受ける場面。
主訴：歯石を取りに来院。特に痛みや症状はなし。
課題：ブラッシング指導

シナリオ集　105

氏名・年齢：中島 葉子（女性） 42歳
場面設定：市中の調剤薬局
主訴：薬について聞きたい
課題：服薬指導
患者情報：糖尿病の経口血糖降下剤を5年前より服用している患者で，本日は主治医より新しく降圧剤が処方された。
　現在の投薬　ベイスン® 0.2mg　3錠　毎食前（α-グルコシダーゼ阻害剤）
　新たに加わる投薬　タナトリル® 2.5mg　1錠　朝食後（ACE阻害剤）

氏名・年齢：山下 のぞみ（女性） 25歳
場面設定：市中の調剤薬局
主訴：発疹が出た
課題：3日前に抗菌薬（ケフラール® 250mg）と非ステロイド性消炎鎮痛剤（ロキソニン® 60mg）を処方された患者が，身体に発疹が出たとのことで相談にやってきた。適切な対応をしなさい

57

氏名・年齢：吉田 恒夫（男性） 68歳

場面設定：大学病院の内科病棟。ベッドサイド

主訴：麻薬を出すといわれて不安に

課題：服薬指導

患者情報：68歳の進行性肺癌の患者。癌の浸潤のために背部の痛みがあり，通常の非ステロイド性消炎鎮痛剤では痛みのコントロールができずに，明日から麻薬［オキシコンチン®］を使用することになり，主治医から服薬指導の依頼が出された。

　　現在の投薬　ロキソニン® 60mg　3錠　毎食後（非ステロイド性消炎鎮痛剤）

　　　　　　　　ムコスタ® 100mg　3錠　毎食後（胃粘膜保護剤）

　　新たに加わる投薬　オキシコンチン® 5mg　2錠　9時と21時に内服

　　　　　　　　　　　　　　　　　　　　　　　　　　（オピオイド）

　　　　　　　　ノバミン® 5mg　3錠　毎食後（制吐剤）

　　　　　　　　酸化マグネシウム® 3g　毎食後（緩下剤）

58

氏名・年齢：田中 美樹（女性） 32歳

場面設定：市中病院の産婦人科病棟。入院直後で，ベッドに横たわっている。看護師が訪室

主訴：出血した

課題：不安の傾聴

患者情報：現在は妊娠12週0日。出産予定日は1月19日（6カ月後）。2年前に妊娠10週で流産の既往がある。昨日より下腹部違和感を感じ，今朝出血があったので，安静のため経過観察入院となった。

59

氏名・年齢：村井 加奈（女性） 35 歳
場面設定：市中病院の産婦人科外来　後期妊婦指導（分娩計画）
課題：患者とともに分娩計画を立案しなさい
患者情報：出産予定日は 10 月 12 日（3 カ月後）。現在は妊娠 28 週 0 日。初
産婦で，今まで順調な経過で特に問題なし。

60

氏名・年齢：矢野 沙織（女性） 24 歳
場面設定：市中病院の心療内科外来　初診
主訴：情緒が不安定，急に不安に襲われる
課題：不安の傾聴

61

氏名・年齢：山田 克雄（男性） 65 歳
場面設定：市中病院の内科病棟。糖尿病の教育入院 5 日目
主訴：血糖コントロールができない
課題：心理的背景を探り傾聴

62

氏名・年齢：山本 ふじ子（女性） 45 歳
場面設定：市中病院の外科病棟。入院 2 日目。2 日後に乳癌の手術。患者の
不安があると申し送りがあり，看護師が訪室
主訴：術前に不安がある
課題：不安の傾聴
患者情報：乳房のしこりでみつかった右乳癌 I 期（2cm）の患者。しこり
は右外側上部にあり，リンパ節転移はない。明後日，乳房温存手術を行い，
その後，病理検査の結果に応じて外来で抗癌剤による化学療法を行う可能性
もある。

63

氏名・年齢：古川 美紀子（女性） 40 歳

場面設定：市中病院の産婦人科病棟。子宮筋腫の手術のために入院して 2 日目。術前検査が終わり病室に戻ったところに，看護師が訪室

主訴：術前に不安がある

課題：不安の傾聴

患者情報：現在，夫と小 2 の長女との 3 人暮らし。骨盤内に新生児頭大の子宮筋腫がある。かなり大きいため，周囲の他の臓器，特に尿管を圧迫していること，貧血があること，腰痛が現在問題となっている。症状がかなり重く，日常生活にも支障が出ているので，現時点では手術療法がベストの選択である。本人も同意し，明日手術予定となっている。術式は開腹式の子宮全摘出術となった。ヘソの下 2 ～ 3cm のところから恥骨の上まで切開する。卵巣は肉眼的に異常がなければ残す。麻酔は全身麻酔を行う。手術時間は 2 時間で 10 日間の入院予定である。

医学初級　対象：医学生・研修医

咳と痰が続く

氏名・年齢　　山本　葵（女性）　50歳
場面設定　　市中病院の内科外来　初診
主訴　　咳と痰が続く
シナリオのねらい　　発症からの経緯を詳しく聴取し，鑑別を考えるとともに，患者の心理面にも目を向け，患者の不安を理解できること。
　想定鑑別疾患　　上気道炎，心不全，咳喘息，後鼻漏など
　現病歴　　3週間前に風邪をひいてから咳と痰が続いている。痰の色は透明。2週間前に近くの医者で風邪薬を出され，飲んでいたが良くならないので昨日再受診し，胸のレントゲンを撮った。それでもはっきりしないので，様子を見ましょうと言われたが，悪い病気ではないかと心配で来た。1週間前から勤務先で階段を上ると少し息苦しい。咳は夜，横になると出て熟睡できない日が多いが，座ると楽になる。考えてみると，半年前も山登りに行った後は，1週間ほどこんな感じで息苦しかった覚えがある。その時も少し咳はあったが，疲れているせいだと思っていた。発熱はない。食欲は普通。排便は変わらないが，少し尿の出が悪い感じがする。そういえば足がむくんで靴がはきにくい。喫煙歴は40歳まで20年間1日10本。飲酒歴は休日にビール小瓶程度。生理は間隔が開き量も少なくなってきた。アレルギー歴はなし。
　受療行動　　他のかかりつけの医者を受診したところ，様子を見るよう言われたが，心配になって受診。
　解釈モデル　　風邪だと思っていたがこんなに咳が治らず，少し息苦しいので，肺癌などの悪い病気ではないかと心配。また，熟睡できない日が続いているので，仕事（中学校の教師）にも差し支えており，咳を止めてもらい，熟睡したい。
　既往歴　　2年前，健診で高血圧を指摘され，降圧剤を内服中。
　家族歴　　父は大腸癌で他界。母は子宮癌で他界。兄も昨年，心筋梗塞のため52歳で急死した。
　患者背景　　会社員の夫と2人暮らし。娘が2人いるが，既に独立している。中学校の家庭科の教師。自然が好きで，時々山登りに出かける。学校では厳しい方だが，生徒に慕われている。
　演技の指針　　咳については強く訴えるが，尿のことやむくみについては聞かれたら答えるようにする。医師役に聴いてもらえそうに感じたら，この長引く咳について，悪いものでないかとの不安を訴える。

② 医学初級　対象：医学生・研修医

胸が痛い

氏名・年齢　田中　宗雄（男性）　54歳

場面設定　市中病院の救急外来（午後4時頃）

主訴　胸が痛い

シナリオのねらい　虚血性心疾患の診断において重要な痛みの性状や放散痛の有無などの病歴を系統的に聴取できること。喫煙歴や既往歴などのリスクファクターについても聴取できること。

想定鑑別疾患　狭心症，心筋梗塞，不整脈など

現病歴　今朝から農作業をしていたところ，約30分ほど前に胸全体が締め付けられるような痛みが徐々に出てきた。作業を続けられなくなったため，座って休んでいたところ，症状は改善した。農作業は毎日しているが，こんな症状が初めて出てきたため不安になり，救急外来を受診した。胸の痛みが出てきたときには，左肩の痛みと冷や汗が出たが，今は改善している。痛みの強さは，作業を続けられないくらいの強さで，2，3分ほど続いた。なんとなく息苦しいような感じもあったが，動悸はなかった。喫煙歴は1日20本程度を30年。飲酒歴は付き合い程度。

受療行動　発症後すぐに受診したため，薬は何も飲んでおらず，他の医療機関は受診していない。

解釈モデル　今まで激しい農作業でも大丈夫だったので心臓は問題ないと思っていたが，3年前に父が突然心筋梗塞を起こしたのを思い出し，自分もそうかもしれないと急に不安になっている。

既往歴　高血圧のため近くの内科医院に通院して薬を内服中。

家族歴　父は3年前心筋梗塞でバイパス手術を受けた。母は高血圧。

患者背景　3年前まで東京で経理関係の仕事をしていたが，父親が倒れてから妻と秋田の実家に戻り，家を継いで農業をしている。農業だけでは収入が少ないので，以前からの仕事で，インターネットでできる仕事は継続しており，最近は忙しくて無理が重なり疲れていた。長男と長女は東京で就職している。

演技の指針　最初は胸が痛かったことのみ話をする。冷や汗や放散痛などについては，確認されたら答える。現病歴以外の既往歴や心理社会的な情報は，聞かれたら答える。

シナリオ集　111

医学初級　対象：医学生・研修医

下痢(げり)をする

氏名・年齢　都築 俊夫（男性）　32歳
場面設定　大学病院の総合診療外来　初診
主訴　下痢をする
シナリオのねらい　慢性の下痢と急性の下痢の鑑別ができること，また，慢性の下痢の背景にある心理社会的背景に関心をもって面接ができること。
　想定鑑別疾患　過敏性腸症候群，炎症性腸疾患（クローン病，潰瘍性大腸炎）など
　現病歴　下痢をして困っている。以前から，お腹はゆるかったが，半年ぐらい前からトイレに行く回数が多い。仕事が忙しくて病院に行く暇がなかったが，プロジェクトがひと段落したので来院した。仕事中でもお腹がぐりぐりするような軽い腹痛があり，急に便がしたくなり，トイレに行くと下痢か軟便である。1日数回出ることもある。便の色は茶色で血便や黒色便はない。排便した後は少しの間は大丈夫だが，数時間経つと同じような事が起きる。仕事で外に出ている時にもそんな状態になり，いつ起こるのかわからないので困っている。時々出張もあるので，最近はそのことが心配でノイローゼ気味。そんなことを考えると余計にお腹の調子が悪いような気もする。仕事は営業職でノルマも厳しく，ストレスは多い。そういえば休日は下痢をあまりしない。体重は変わらないが食欲はあまりない。サッカーは好きで時々観戦に行くが，その時もあまり下痢にならない。喫煙歴はなし。飲酒歴は自分一人ではあまり飲まないが，仕事の付き合いでの飲酒は多い。
　受療行動　今までは我慢していたが，仕事上困るので，初めて受診。
　解釈モデル　自分では精神的なことだとはあまり思いたくないが，よく考えるとそんな気もする。食べ物とかの問題もあるのだろうか？　一人暮らしで生活が乱れているのがよくないのかもしれない。検査は特に希望していないが，営業先で我慢できないこともあり，なんとか下痢を止めてほしい。
　既往歴　特になし。
　家族歴　祖父は大腸癌で他界。
　患者背景　父は55歳，母は53歳。一人っ子で大事に育てられ，神経質。工学部を出て自動車メーカーに入り最初は製造部であったが，3年前から営業部に回された。仕事は嫌いではなく，人と話をするのも特に苦手ではないと自分では思っている。仕事の付き合いで夜遅くまで飲むことがあり，帰りは午前様になることが週に数回ある。
　演技の指針　最初は「下痢気味で困っています」といってそれ以上詳しく話をせずに，詳しく聞かれたら，少しずつ話すようにする。神経質で気弱な感じ。

❹ 医学初級　対象：医学生・研修医

目がかゆい

氏名・年齢　米田　雅恵（女性）　28 歳

場面設定　大学病院の総合診療外来　初診

主訴　目がかゆい

シナリオのねらい　環境要因や既往歴が適切に聴取できること，また，結膜炎や感染症などの鑑別診断を想定しての質問ができること。

想定鑑別疾患　花粉症，花粉以外のアレルギー性結膜炎など

現病歴　目が最近時々非常にかゆい。昔から時々かゆくなることがあったが，これほどではなかった。ここ 1 週間くらいかゆみが特にひどく，両目がかゆい。目が開けられなくなる時もある。鏡でみると少し赤くなっている。鼻水は時にあるが，くしゃみも多くなっている。眼やには少しあるが，痛みはない。昨年まではこんなことはなかったのに，何が原因なのかわからない。周りには体調や目の調子の悪い人はいない。喫煙歴，飲酒歴はなし。生理は規則的で順調。

受療行動　最初は目がかゆいぐらいどうもないと思っていたものの，ここ 1 週間はどうにも我慢できずに市販の目薬を使用したが，治まらないために受診。

解釈モデル　昨年まで大丈夫であったので，自分は花粉症ではないと思うが，何らかのアレルギーかもしれない。原因を調べて治してほしい。でも，アレルギーの内服薬は眠くなると聞いているので，目薬で何とかしたい。

既往歴　花粉症といわれたことはない。以前にサバでじんましんが出たことがあった。薬のアレルギーはない。

家族歴　母は花粉症と高血圧。

患者背景　スマホの営業職。昨年の冬に職場の異動があり，それまでは都心勤めであったが，今年の正月から新興住宅地の営業所に勤務。そこの環境は割と自然が残っており緑も多い。仕事は販売担当で，それほど大変ではなく人と話をするのは好きなので楽しい。でも最近は目が気になって仕事にも集中できない。両親と 3 歳下の妹と一緒に暮らしていたが，今回の異動で親元を離れ，初めて一人暮らしを始めた。やっと慣れてきたが，疲れているので食事は外食やコンビニ弁当ですませてしまうことが多い。

演技の指針　今まではこんなことはなかったのに，何で今回はこんなことになってしまったのか，といった首をひねるような演技をする。目を時々こするしぐさもみせる。

シナリオ集　113

医学初級　対象：医学生・研修医

足がむくむ

氏名・年齢　渡辺 景子（女性）　48歳
場面設定　大学病院の総合診療外来　初診
主訴　足がむくむ
シナリオのねらい　全身性か部分的な浮腫か，心臓，腎臓などの重要臓器の疾病や薬剤性の可能性も考慮して，生活習慣も含め各種の情報を聴取できること。
　想定鑑別疾患　特発性浮腫，薬剤性浮腫，肥満+生理的浮腫，ネフローゼ症候群など
　現病歴　ここ3カ月ぐらい非常に足がむくむ。朝は靴がはけるが，職場ではサンダルにしているので，夕方帰るときは靴がはきにくい。ハイヒールで出かけることができない。手もむくんでいるような気がするが足ほどではない。動いても息苦しさはない。身体全体のだるさはないが足はだるい。夜間息苦しいことはない。尿は普通に出ている。食欲は良好で，食べ物は辛いものも甘いものも好き。漬物もよく食べる。生理はまだ規則的に来ているが，その前後で少しむくみが強い気がする。運動はほとんどしていない。体重は半年前に比べると3kg増えている。仕事では一日中立っており，夜は膝から下がすごくだるくなるので，最近は仕事帰りに足のマッサージに寄ることもある。元々便秘気味であるが，排便習慣は最近特に変わりはない。喫煙歴は1日数本15年間。飲酒歴はなし。
　受療行動　最初は気にならなかったが，むくみが3カ月続いているので，さすがに心配になり，受診。
　解釈モデル　もしかすると腎臓でも悪いのではないか，色々検査をしてほしい。利尿剤を飲んだらむくみが減ると友人から聞いたので，そんな薬を出してほしい。
　既往歴　昨年健診で高血圧を指摘される。近くの診療所を受診し，半年前から降圧剤を内服中。
　家族歴　父は脳梗塞で現在リハビリ病院に入院中。母は高血圧。
　患者背景　夫（50歳）と2人暮らしで子供はいない。大手デパートの婦人服売り場の主任。一日中立っており，お客様相手の商売なので，足がだるくても座れない。景気がよい時に比べて売り上げはかなり落ちており，職場の人員も減らされ，負担は大きいが給料は上がらない。売り場ごとの販売ノルマもありストレスは大きい。ストレスがあるとどうしても食べてしまう。
　演技の指針　最初は少し緊張した面持ちであまり話さないが，慣れてきたら，徐々に情報を出すようにする。

6 医学初級　対象：医学生・研修医

胸焼けがする

氏名・年齢　　土屋　治夫（男性）　50 歳
場面設定　　市中病院の内科外来　初診
主訴　　胸焼けがする
シナリオのねらい　　鑑別すべき疾患を念頭においた上で，症状の誘因となっている生活習慣や，それと関係していると思われる家族間の問題まで聴取できること。
想定鑑別疾患　　逆流性食道炎，胃潰瘍など
現病歴　　2 週間ほど前から胸焼けがするため受診。はじめは朝起きた時に感じる程度であったが，現在は日中も症状がある。症状が強い時は，水を飲むと多少和らぐ。飲酒や食べ過ぎた翌日の朝は，特に症状が強く，酸っぱい胃液があがってくる感じがする。吐き気や嘔吐はない。排便も普段と変わらず，便の色の変化もない。食欲も変わりない。喫煙歴はなし。飲酒量は自宅では毎日缶ビール 1 本程度で，飲みに行く時は結構な量（ビール中ジョッキ 5 杯）を飲んでしまう。
受療行動　　胃の病気かと思い市販の内服薬を使用したが，改善しないため受診。
解釈モデル　　仕事も忙しく，ストレスが関連した胃潰瘍などの胃の病気ではないかと考えている。
既往歴　　健診で高コレステロール血症を指摘されたが，経過観察となっている。
家族歴　　家族に胃潰瘍や胃癌の人はいない。父は高血圧と糖尿病。母は認知症がひどくなり目が離せない。
患者背景　　建築関係の会社の部長職。父（75 歳）と母（73 歳），妻，長女と暮らしている。長女は大学 4 年生で家から通っている。ここ 1 カ月，母の認知症がひどくなり，外出はもちろん，家の中でも目が離せないようになってきたため，妻への負担が大きく，帰宅後，妻から愚痴を聞くことが増えた。最近会社の仕事が忙しくなり，夜 10 時前後に帰宅することも妻の不満を助長しているようだ。悪いと思っても家への足が遠のき，同僚と飲みに行く回数も増えた。それに伴い体重も少し増えてきた。
演技の指針　　はじめは胃やその他の症状のみを話す。心理社会的な内容は聞かれてから話す。特に家庭の問題は，医師役に聴いてもらえそうだと感じるまでは話さない。

シナリオ集　115

医学初級　対象：医学生・研修医

身体(からだ)がほてる

氏名・年齢　阿部　花子（女性）　49歳
場面設定　市中病院の産婦人科外来　初診
主訴　身体がほてる
シナリオのねらい　更年期の女性の心情に配慮しながら情報収集ができること。患者の悩みや不安を傾聴し，理解できること。
想定鑑別疾患　更年期障害，甲状腺機能亢進症，褐色細胞腫，不安障害など
現病歴　半年くらい前から，何となく身体がだるく，ふわふわと雲の上を歩いている感じがあった。ここ1カ月は急に身体がほてった感じがして，カーッと脂汗がにじんでくる。少しドキドキとした動悸と頭痛も感じる。仕事に行く朝の電車が一苦労である。熱を測ると以前より少し高くて37度前後のことが多い。気分は沈んだ感じはないが，体が不安定なのでそれに対しての心配はある。睡眠はとれている。体重はそれほど変わっていない。便秘気味。生理は30日周期で変わりはない。喫煙歴はなし。飲酒歴は付き合い程度。
受療行動　長年，産婦人科には縁がなかったが，もしかしたら更年期障害かもしれないと思い，受診した。
解釈モデル　友人の中でも更年期障害が始まっている人がいるようなので，ついに私も来たか，と思っている。ただ，生理はまだ規則正しくあるので違うのかもしれない。ストレスによるものか，出産後に発病した甲状腺の病気が再発したのかもしれないと心配。娘のためにも健康でなければと思うが一人暮らしの心細さもあり，つい弱気になる。
既往歴　出産後（26歳），甲状腺機能亢進症（バセドウ氏病）になる。内服を3年続け治ったといわれた。
家族歴　夫は3年前50歳の時，胃癌で他界。父は糖尿病。母は高血圧。
患者背景　大学を卒業してから，小学校の教員を続けてきた。大学の教授だった夫と娘にも恵まれ，幸せな毎日であったが，3年前に胃癌で夫を亡くした時には，大変なショックで，一時気分も晴れなかった。東京に就職している娘が，心配して，時々帰って来てくれるので，最近やっと元気を取り戻すことができた。これからは一人頑張って生きていかなければ，と思っている。
演技の指針　最初は体のことのみ話をして，医師役に聴いてもらえそうに感じたら，自分で心配していることや夫のことで気分が一時沈んでいたことなども少しずつ話す。

8 医学初級　対象：医学生・研修医

咳が出る

氏名・年齢	岡本　准一（男性）　26 歳
場面設定	市中病院の内科外来　初診
主訴	咳が出る

シナリオのねらい　これまでの咳の経緯を聴取し，誘因とも考えられる感冒や喫煙の情報を引き出せること。

想定鑑別疾患　上気道炎後の遷延性咳嗽，咳喘息，百日咳など

現病歴　元来健康であるが，ここ 2 ～ 3 週は咳が止まらない。咳は日中も出る。痰はない。いったん出だすとなかなか止まらない。明け方に咳で目が覚めることもある。1 カ月前に風邪をひいた時，38 度の熱が 3 日間出て，鼻水もあった。近くのクリニックで感冒薬をもらったら数日で楽になった。その後，風邪は良くなったが，咳だけが続いている。会社でタバコを吸うと咳がひどくなり，呼吸がしにくいような感じがしたので，ここ 2 週間はやめているが，それまでは，20 歳から 1 日 20 本ぐらい吸っていた。風邪をひくとこのような咳がひどくなることが年に数回ある。喘息用の吸入薬で何とか改善するのでそれをいつも処方されてきた。飲酒歴は付き合い程度。

受療行動　咳止めをもらいに来た。いつものクリニックに行くと最初は吸入薬をくれたが，最近はタバコをやめろといわれるだけなのでこちらに来た。

解釈モデル　風邪の後はいつも咳が続く。小さい頃からそのような症状があり，何度か喘息といわれたのでそうかなと思う。タバコはやめたいと思うがストレス解消になるために，どうしてもやめられない。

既往歴　幼少期，アトピー性皮膚炎で，ステロイドの塗布薬を使用。

家族歴　母（49 歳）は喘息あり。

患者背景　自動車会社の営業担当。会社の寮で暮らしているが，残業が多く部屋の掃除ができないので室内のほこりも多く，汚れている。半年前から付き合っている彼女にはタバコをやめるよういわれている。

演技の指針　はじめに「咳が止まらないので」という。その後，医師役に聴いてもらえそうに感じたら，1 カ月前の風邪とその後の経過，風邪の時に咳が長引くこと，タバコのことなどを話していく。

シナリオ集　117

⑨ 医学初級　対象：医学生・研修医

キーンと音がする

氏名・年齢　岡崎　益美（女性）　49 歳
　場面設定　大学病院の総合診療外来　初診
　　主訴　キーンと音がする
　シナリオのねらい　耳鳴りの他の随伴症状にも着目して病歴を聴取し，めまいの性状
を聴き出せること。解釈モデルや患者背景を引き出し，傾聴できること。
　想定鑑別疾患　メニエール病，突発性難聴，良性発作性頭位めまい症，それ以外
の耳鳴り（心因性を含む）など
　現病歴　2～3 カ月前から，時々遠くで何かが鳴っているような「キーン」とい
う音が聞こえる。持続時間は数時間から数日まで，その時により違う。鳴っているの
は両耳のような気がする。「ぐわん」と景色が回るようなめまいも時にあり，そのよ
うな時はしばらく寝ていないと治らない。頭の向きや姿勢による変化はわからない。
耳が聞こえにくい感じは，少しあったような気がするが，それほどでもない。昨日の
夕方からキーンという音がまた聞こえて，なんとなくめまいもある。夕食は食べなか
ったが，頭痛や吐き気はない。手足のしびれや麻痺もない。喫煙歴，飲酒歴はなし。
生理は周期にばらつきが目立つようになってきた。
　受療行動　脳梗塞が心配で，耳鼻科ではなく総合診療科を受診した。
　解釈モデル　テレビでみたメニエールという病気に似ていると思うが，脳梗塞が心配。
もしかしたら更年期の症状かもしれない。違うといわれると安心できるので，いろい
ろ調べてほしくて，今日は全身をちゃんと診てくれるという総合診療科をえらんだ。
　既往歴　以前子宮筋腫を指摘され経過観察中。
　家族歴　特になし。
　患者背景　息子（18 歳），娘（16 歳）と夫と 5 年前の脳梗塞で軽い麻痺のある義母
（69 歳）と暮らす。自分の両親は遠方で兄の家族と元気に過ごしている。今月は息子
の受験が重なったりして忙しい。先週は娘が風邪をひいたので，病院に連れて行った。
自分が家庭内のことを切り盛りしており，今倒れるわけにはいかない。
　演技の指針　社交的だが，神経質な性格。医師役の言葉を多少遮ったりしてもいいの
で，耳鳴りがすることや，めまいがすることを積極的に話す。医師役に聴いてもらえ
そうに感じたら，脳梗塞の不安，家族のことなども出していく。

118

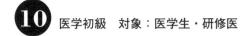

あまり食べられない

氏名・年齢	中園 卓也（男性） 58 歳
場面設定	大学病院の内科外来　初診
主訴	あまり食べられない

シナリオのねらい　重要な器質的な疾患に関連する情報が広く聴取できること。うつのスクリーニングができること。胃癌への不安を引き出し，傾聴できること。

想定鑑別疾患　胃癌，上部消化管潰瘍，逆流性食道炎，抑うつ状態など

現病歴　3週間ほど前からあまり食べられない。食べないといけないと思うが，食欲が出ない。大好きであった肉もそれほどおいしく感じられない。無理して食べると胸がいっぱいになり，少しむかむかすることもある。下から酸っぱい胃液が上がってくるような感じがあり，お腹も張っている。水分は変わりなく摂れている。食べる楽しみがなくなり，なんとなく元気もでないが，身体がだるいというほどでもない。他に体の症状で気になることはない。趣味は映画観賞であるが，最近は仕事が忙しいのでなかなか暇がない。気分は沈んでいるわけでもないし，仕事も普通にやれている。睡眠時間は短いが，熟睡できている。ストレスはもちろん多少あるが，皆そんなものだと思うので，それでどうというわけでもない。体重は測定していないのでわからないが少しやせてきたような気もする。便は普通に出ているが，色は以前より少し黒いような気もする。毎年会社の健康診断を受けており，数カ月前に受けた時は異常はなかった。胃カメラの検査をしたことはない。

受療行動　心配した妻から病院を受診するようにいわれた。

解釈モデル　自分ではストレスかとも思うが，妻は癌を心配しているようで，胃カメラの検査を受けるようにいわれてきた。祖父も胃癌であったので，自分も胃癌が心配ではあるのだが，検査はあまりやりたくない。仕事を休まないといけないので面倒な気持ちもあるが，本当は検査で悪いものがみつかるのが少しこわい。

既往歴　13歳で虫垂炎の手術。薬剤アレルギーあり（抗菌薬ペニシリン系）。

家族歴　父は脳梗塞の既往あり。祖父は胃癌で他界。

患者背景　妻（55歳）と息子（20歳）の3人家族。電力会社の部長職，人格は温厚で家庭も円満，部下の信頼も厚いが，ストレスはためこみやすい。人に弱みをみせたくない性格。

演技の指針　最初は淡々とした感じで病歴を話す。医師役に聴いてもらえそうに感じたら，少しずつ胃癌への心配を話す。

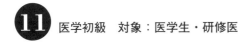

体重が減る

氏名・年齢 重見 玄太（男性） 48歳
場面設定 市中病院の内科外来　初診
主訴 体重が減る
シナリオのねらい 体重減少の原因のひとつとして糖尿病の発症を念頭に，その他の内分泌疾患や悪性腫瘍の鑑別に必要な情報収集ができること．
想定鑑別疾患 糖尿病，甲状腺機能亢進症，消化器系悪性腫瘍など
現病歴 3カ月前から体重が減ってきた．もともと体重は85kg（身長は175cm）だったが，75kgまで減った．その他の症状としては，疲れやすさがあるが，やせて体力が落ちたせいかと思っている．排便は特に変わりなく，下痢もしない．排尿は回数が増えて，夜も2〜3回トイレに起きるようになった．仕事で汗をかくためか，喉もよく渇くので，脱水状態にならないようスポーツドリンクを飲むようにしている．吐き気や嘔吐はない．手の震えはなく，動悸もない．喫煙歴は1日20本20年．飲酒歴はビール350mlと焼酎1合程度を毎晩，晩酌で飲む．食欲は昔から旺盛でよく食べる．甘いものは特に好きではない．
受療行動 この件ではこれまで特に医療機関は受診していない．
解釈モデル 当初はダイエットできたと喜んでいたが，食事量を減らしていないのに減り続けるので，何か病気がないか心配になっている．仕事中は，しんどいけれども休めないので，何とかしてほしい．
既往歴 昨年の健診ではコレステロールと血糖値が少し高めだといわれ，経過観察となっていた．
家族歴 母（70歳）は糖尿病で内服治療中．
患者背景 妻と息子（20歳），母の4人暮らし．両親は自分が小さい時に離婚しているので，父親とはあまり交流がない．建築関係の仕事のため，現場監督で屋外での作業が多い．
演技の指針 体重減少と疲れやすさ以外の症状は，質問されれば答える．健診で指摘された血糖値については，現在の症状との結びつきが患者本人には不明なため，あまり気にしていないように振る舞う．

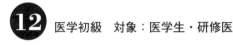

12 医学初級　対象：医学生・研修医

腰が痛い

氏名・年齢　三谷　啓次（男性）　54歳
場面設定　市中病院の救急外来（午後1時半頃）。車いすに乗っている
主訴　腰が痛い
シナリオのねらい　見逃してはいけない症状に関する病歴を聴取し，症状と関連した生活習慣について把握できること。痛みがある相手に配慮しながら話が聴けること。
想定鑑別疾患　急性腰痛症，椎間板ヘルニアなど
現病歴　今日の昼から急に腰が痛くなり，動けないので職場の人に車いすで連れてきてもらった。ゆっくりと歩くことはできるが，立ったり座ったりは激痛が走るので難しい。じっとしているのもしんどいが，壁に背中を当てて支えられるようにして座っていると楽になる。午前中は大丈夫であったが，昼休みになり，食堂へ行こうと椅子から立った瞬間に，腰にズキンと電気が走った。あまりの痛みに不覚にも涙が出てしまった。冷や汗も出てきて一瞬何が起こったのかわからなかった。足のしびれはない。足に力は入るが，動かすと腰に響くのであまり動かしたくない。普段から体調が悪かったわけではない。いままで腰が痛いと思ったことはない。食欲は良好で体重はここ1年で4kgほど太ってしまった。喫煙歴はなし。飲酒歴は，日本酒1合を週3回程度。
受療行動　職場で心配されて，部下が連れてきてくれた。
解釈モデル　骨がどうにかなってしまっているのではないのか。今までこんなことはなかったのに，どうしてこんなことになったのか。
既往歴　毎年人間ドックを受けているが，特に異常はない。腰痛の経験はない。
家族歴　父は胃癌で昨年胃を全摘した。母は高血圧。
患者背景　妻と東京在住。子供はいない。事務職で管理部門の部長職。毎日帰りは午後11時過ぎ。休みの日も仕事で出勤することが多い。仕事は嫌いではないので，ストレスに感じていない。業務はパソコンでデータをまとめたりすることが多く，一日中ずっと座って仕事をしている。昨日は出張で博多までいき，帰りは新幹線でずっと座っていた。今朝は腰が重かった。職場へは片道30分の距離を車で通っている。毎日の生活の中で運動はしていない。
演技の指針　椅子に座ったまま，背中を伸ばして痛そうに顔をしかめながら話を始める。途中でも動いた時，ズキンと腰から走る激痛をこらえるように，顔をしかめて話を中断する。

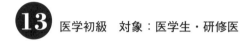

医学初級　対象：医学生・研修医

だるさ・発熱と喉の痛みがある

氏名・年齢　村上 真里（女性）　31歳
場面設定　市中病院の内科外来　初診
主訴　だるさ・発熱と喉の痛みがある
シナリオのねらい　common な症候で受診した患者に対し，生物学的な診断のみならず，患者の心理面にも目をむけ，患者の不安を理解できること。
　想定鑑別疾患　新型コロナウィルス，インフルエンザなど
現病歴　昨夜の仕事終わりに身体が熱っぽいと感じ，熱を測ると微熱（37.3度）だった。膀胱炎にかかりやすい体質なので再発かと思い，多めの水（500ml）と解熱剤を飲んで早めに就寝したが，今朝になってだるさ，喉の痛みと熱が上がってきた（38度）ので感染症を疑って受診した。昨日の仕事終わりに，喉に違和感を感じたがあまり気にしなかった。咳の症状はない。少し関節が痛いような気がする。昨日は食事を取らずに就寝した。朝食は軽め（パン）に済ました。感染症だと仕事を5日間は休まなければならないので，仕事に迷惑をかけることに罪悪感と感染した自分に対して苛立ちを感じている。職場で感染症は流行っていない。喫煙歴はなし。飲酒歴は時々（週2～3回，レモンサワーなど）。
　受療行動　感染症を疑って受診。今朝は薬を服用していない。
　解釈モデル　新型コロナウイルスかインフルエンザだろうと予測している。検査して結果が出れば仕事を休みやすいので検査をしてほしい。普段は微熱や軽いだるさ症状だけなら気に留めないが，今回は体のだるさが異常に強かったので受診した。
　既往歴　慢性膀胱炎。花粉症。これまでワクチンを接種したことがない
　家族歴　特になし。
　患者背景　ホテルレストランで配膳業をしているため頻繁に水分補給やトイレに行くことが難しく，膀胱炎にかかりやすい。気をつけているが再発してしまう。仕事は忙しいがストレスは少ない。物事をてきぱきと合理的に進めることが好き。ホテルスタッフ（部署は別）の恋人（32）と同居しているので，感染症だった場合，うつしてしまうことに罪悪感を感じている。とにかく身体がだるくて重いので薬を飲んで早く横になりたい。父（65），母（57）ともに遠方で健在。
　演技の指針　身体が重くだるいのでしんどそうに話す。早く帰って横になりたいので診察を早く終わらせようとする。関節痛は指摘をされれば話す。

医学初級　対象：医学生・研修医

右膝に腫(は)れがある

氏名・年齢	榊原 正俊（男性）　40歳
場面設定	市中病院の整形外科外来　初診
主訴	右膝に腫れがある

シナリオのねらい　外傷後の症状遷延につき，患者背景や既往を引き出し，適切な診療に結び付けられること。

想定鑑別疾患　打撲，半月板損傷など

現病歴　昨日，趣味のバスケットボールの試合で相手の選手とぶつかった。痛みを感じたが，気にする程度ではなかったので湿布と氷で冷やす処置だけ行った。昨日は膝の動きに問題はなく，電車と徒歩で帰宅した。1日経って腫れと痛みがひどくなり，関節が曲がりづらくなってきたので受診した。歩きづらいので病院まではタクシーを利用した。3年前に膝の痛みを感じた時期があり，受診したところ半月板を損傷していると言われた。その際は痛み止めをしばらく服用して症状が落ち着いた。喫煙歴は，20歳から1日5〜6本。飲酒歴は時々付き合いで飲む程度（週1〜2回，ハイボール1杯程度）。

受療行動　直後に湿布を貼り，氷で冷やしたものの，腫れと痛みがひどくなったのでタクシーを利用して受診。内服はしていない。

解釈モデル　ただの打撲かと思っていたが，腫れがひどいので，今回は打ちどころが悪かったと思っている。

既往歴　小児喘息があるが症状はなく現在は特に治療をしていない。

家族歴　父が5年前に前立腺がんの手術をした。

患者背景　2年前に離婚し，一人暮らし。元妻に引き取られた息子（10歳）がいる。システムエンジニアをしており，仕事中はほとんどパソコンに向かっている。そのため休日はアウトドアな趣味に興じることが多く，バスケットボールや釣り，キャンプなどに出かける。手術など大事になるのは避けたいと思っている。父（70歳），母（65歳）は遠方で健在。

演技の指針　3年前の半月板損傷については忘れており，医師役に指摘されるまで話さない。足を庇うように歩く。

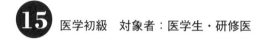

医学初級　対象者：医学生・研修医

吐き気がある

氏名・年齢	平山 奈緒（女性）　33歳
場面設定	市中病院の内科外来　初診
主訴	吐き気がある

シナリオのねらい　身体的な疾患のみならず，精神的な疾患にも鑑別診断を広げ医療面接を行う。

想定鑑別疾患　胃炎，逆流性食道炎，衆人恐怖症，パニック障害など

現病歴　2ヶ月前から弱い吐き気が続いている。食欲はあるが，食べると食後にもやもやとした吐き気を感じる。2週間前から吐き気を感じる頻度と強さが増し，食欲が落ちた。これまでの通常の食事量の半分程度しか食べられていない。体重は3kg減った。食べると吐き気を感じるので人との会食などが楽しめなくなり，苦手意識が芽生えた。1週間前から会食の場ではお腹が膨張する感じがあり，水しか飲めないこともあった。帰宅し，しばらくすると落ち着く。家では安心感があるのか外でよりはご飯を食べられる。身長153cm，体重42kg，BMI19。喫煙歴はなし。飲酒歴は付き合い程度。日常的にコーヒーや炭酸水を好んで飲んでいた。

受療行動　市販の胃薬を飲んだがあまり効かなかったため受診。

解釈モデル　コーヒーの飲み過ぎが原因だと思っている。今は飲むのを控えている。

既往歴　特になし。新型コロナウィルスに1度かかったことがあるが，軽症で熱（38度）と喉の痛みの症状のみだった。

家族歴　父は腎臓病。祖母（84歳）は糖尿病。

患者背景　美容師。仕事で朝は早く，帰りは遅い。ストレスはあるが，それも仕事のうちと割り切っている。食生活は不規則で，仕事中は軽食で済まし，仕事終わりにスーパーやコンビニの弁当を食べることが多い。一人暮らし。家族構成は父（60歳），母（58歳），兄（30歳）が遠方に住む。休みを取ることが難しいのでなるべく病院に通う回数を少なくしたい。

演技の指針　違和感があるので，お腹（胃のあたり）を押さえながら演技する。会食が苦手という心配については，医師役に聴いてもらえそうに感じたら，少しずつ話す。

16 医学初級　対象：医学生・研修医

眠れない，気分が落ち込む

氏名・年齢	白井　悠太（男性）　38歳
場面設定	市中病院の心療内科外来　初診
主訴	眠れない，気分が落ち込む

シナリオのねらい　単に症状についての情報を集めるのみでなく，患者の内面にある不安を引き出して受け止められること。

想定鑑別疾患　抑うつ，うつ病，睡眠障害など

現病歴　3週間前から眠りにつくのに時間がかかる。ベッドに入ってから2～3時間くらい眠れない。眠れないと仕事のことなどの不安が頭の中でぐるぐる巡って余計に眠れなくなる。睡眠不足のせいで日中も眠いし頭が冴えずいらいらする。何事に対しても精力的に取り組めない。アルバイトでも小さなミスで怒られる回数が増え，気持ちが滅入っている。1週間前からは自暴自棄になることがあり，飲酒量と喫煙量が増えた。食欲が落ちてコンビニなどで軽く済ますようになった。体重は測っていないが減っている気がする。喫煙歴は1日10本程度。飲酒歴は1日にビール350ml。

受療行動　インターネットで自分の症状について調べたら，うつと同じ症状だったので受診。

解釈モデル　インターネットで調べてうつ病を疑っているが，この経験も俳優活動への肥やしになると思っている。眠れるようになれば症状が改善すると考えており，長期の治療になるとは思っていない。

既往歴　特になし。健康診断は学生の時（22歳）が最後。

家族歴　祖父が8年前に82歳の時に肺がんで亡くなった。父（66）が昨年入院していたが何の病気だったかは覚えていない。

患者背景　俳優業を生業としているが，夜勤のビル警備員のアルバイトをして生計を立てている。俳優の仕事で食べていきたいが，なかなかうまくいかず，年齢的にもいつまで続けるか悩んでいる。俳優の仕事は月1～2件で，1件もない月もある。芝居のレッスンに毎週通っていたが，月々2～3万円の月謝を払う余裕がなく，ここ半年は行っていない。仲の良い友人たちは俳優業で食べていけるようになった人が多く，悩みを打ち明けられる人がいない。一人暮らし（恋人と同居していたが，2ヶ月前に別れた）。家族構成は父（66歳），母（68歳），妹（35歳）が遠方に住む。家族とはほとんど連絡を取らない。

演技の指針　眠れないことを主症状として話す。経済面の不安や友人関係についてなどは踏み込んで聞かれない限り話さない。「大丈夫です」が口癖。

シナリオ集　125

医学中級　対象：医学生・研修医

お腹が痛い

氏名・年齢	春野　愛（女性）　25歳
場面設定	市中病院の内科外来　初診
主訴	お腹が痛い

シナリオのねらい　現病歴や既往歴などを系統的に，もらさず聴取できること。月経歴や性交渉歴，妊娠の可能性といった診断・治療の上で重要な情報を，患者の心情に配慮して聴けること。

　　想定鑑別疾患　　虫垂炎，急性胃腸炎，骨盤腹膜内感染症など
　現病歴　　2日前からお腹が痛くなった。最初はおへそのあたりがしくしくとした感じで，自宅で様子をみていたが，今日になり，へそよりも少し右下のあたりに痛みがかなり強くなってきたために受診した。歩くと少し響くような感じもする。朝起きた時に寒気がしたので，自宅で熱を測ったら37.5度あった。全身がだるい感じもして，食欲はあまりなく，少し吐き気もある。便は下痢ではないが，かなり柔らかい。今までにこのような痛みはあまり経験したことがない。周りに同じ症状の人はいない。最終月経は2カ月前。普段の月経周期は40〜50日で不順である。妊娠している可能性はあるかもしれない。喫煙歴，飲酒歴はなし。
　受療行動　　他の医療機関は受診していない。市販薬を含め内服もしていない。
　解釈モデル　　何か食べ物が悪かったのかと感じている。一人暮らしで，食事も適当にすませているので，それがよくなかったか。そういえば3日前に冷蔵庫にあった賞味期限切れの明太子を生で食べた。やはり火を入れればよかった。
　　既往歴　　特になし。
　　家族歴　　特になし。
　患者背景　　事務員として働いており，一人暮らし。独身だが，彼氏はおり，性交渉は1週間に1度程度。実家に両親と弟がいるが，いずれも健康。
　演技の指針　　説明の言葉（「診療に必要なことなのでお聞きしますが」など）がなく，態度にも配慮がみられずに，月経歴，性交渉歴，妊娠についての答えにくい質問をされたと感じる時は，質問に答えずに少し不機嫌に「何の関係があるんですか？」という。

18 医学中級　対象：医学生・研修医

タバコをやめたい

氏名・年齢　今井　義雄（男性）　55 歳

場面設定　診療所の禁煙外来　初診

主訴　タバコをやめたい

シナリオのねらい　患者の禁煙することに対する自信のなさと不安，禁煙外来への期待を適切に聴取し，それに共感し，支援できること。

現病歴　20 歳から 1 日 20 本毎日喫煙している。起床後 5 分以内で喫煙する。仕事中も時々，喫煙所で吸っている。毎食後も習慣的に吸っている。風邪をひくと痰がらみの咳が長く続くことがこれまでも多くあった。その他の症状はない。家族には禁煙の自信がないので受診することは伝えていない。飲酒歴はビール 350 ml 1 缶を毎日。運動は全くしていない。

受療行動　同僚に禁煙外来の飲み薬で禁煙できたという話を聞いて受診した。

解釈モデル　いつも妻や子供に煙たがられ，禁煙してみたいという希望はあったが，1 カ月前にヘビースモーカーであった自分の父が脳出血で亡くなったのを機に，初めて真剣にタバコをやめたいと思った。禁煙すれば健康に良いということはもちろん知ってはいる。以前禁煙を試みたが，仕事のストレスがたまり 2 日で断念した。今は飲み会が多く，やめられるのか特に心配で，自信は 10 ％ぐらいしかないが，禁煙外来の飲み薬に期待している。結婚記念日が 2 週間後に控えているので，それを良いきっかけにしたい。

既往歴　特になし。

家族歴　父は 1 カ月前に脳出血で他界。

患者背景　一般企業の管理職。景気も悪く業績があがらないためストレスが多い。妻（50 歳，主婦）と長男（21 歳），長女（18 歳）の 4 人暮らし。みんな健康で，喫煙はしない。就職が決まっていない長男と大学進学で悩んでいる長女，そのことで頭を悩ましている妻，家族全員がストレスを抱えていて，そんな雰囲気も自分にはストレスになっている。そのためか，家でもどうしてもタバコに手が伸びてしまう。仕事でもストレスが高まると本数が増えていく。気分転換になるような趣味は特にない。毎日午後 9 時過ぎに帰宅して，缶ビールを飲みながらテレビをみて過ごしているが，その場で吸いづらいため，家の外へタバコを吸いに行く。

演技の指針　禁煙したいが自信がないことを強く伝える。ストレスが強い時期なので，こんな時期でもやめられるのかを不安気にたずねる。特に薬を期待しているので，薬の話には反応する。

シナリオ集　**127**

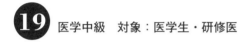

⑲ 医学中級　対象：医学生・研修医

眠れない

氏名・患者　近藤　俊夫（男性）　42歳
場面設定　市中病院の内科外来　初診
主訴　眠れない
シナリオのねらい　うつの病歴上のスクリーニングができること。その誘因となる心理社会的背景を傾聴的態度で詳しく聴取できること。
　想定鑑別疾患　適応障害，うつ病など
現病歴　ここ2，3カ月眠れない。昼間もぼーっとしてしんどい。寝付きも悪いし，2時間ぐらいで目が覚め熟睡できない。眠れない時は仕事のことばかり考えている。職場での集中力は低下し，能率も落ちている。電話の応対がすぐにできない。言葉がすぐに出てこない。落ち着かなくて，イライラした焦りのような嫌な感じが常にする。ナイターをみるのが楽しみであったが最近は面白くない。最近食事がおいしいと感じたことはない。疲れが全く取れず毎日がつらい。頭痛もある。月曜日の朝は布団から出られずに，最近毎週少し遅刻している。沈んだ気分が続いており，この世の中から消えてしまうと楽になるのではと，ふと思ったりすることもあるが，子供もいるので，実行に移そうとは思わない。喫煙歴，飲酒歴はなし。
　受療行動　こんなことで受診はしたくなかったが，自分の様子がおかしいのに気づいた妻に，強く勧められて受診した。
　解釈モデル　どうして眠れないのだろうか，頭が変になってしまったのでは。他の人に迷惑ばかりかけて，もう仕事に行くのも限界かもしれない。ストレスが原因とは思いたくないが，自分が弱いのでこうなったのだろうか。自分は本当にだめな人間だ。
　既往歴　特になし。
　家族歴　母は高血圧。身内にうつの既往なし。
　家族背景　妻（40歳）と10歳の小学生の娘が1人いる。コンピュータ関係のエンジニア。新しいプロジェクトのために，4カ月前に新しいチーフが部署に来た。自分とそれほど年は違わないのに高圧的に振る舞い，今まで自分が積み上げてきたものが一切評価されないどころか，間違っている見本として取り上げられたりしてつらい。もう一人の自分と同期のエンジニアに対しては，手放しで持ち上げるので，自分とその同僚との関係もなんとなくギクシャクしてきた。職場の雰囲気は最低である。
　演技の指針　下を向いたままつらそうに小さな声で，眠れないことを話す。それ以外の症状は直接的に聞かれるまでは一切話さず，特に上司との関係は，医師役に聴いてもらえそうに感じたら，初めていいにくそうに少しずつ話し始める。

20 医学中級　対象：医学生・研修医

足がだるい

氏名・年齢	神谷　隆一（男性）　52歳
場面設定	市中病院の内科外来　初診
主訴	足がだるい

シナリオのねらい　足のだるさの鑑別に必要な情報を系統的に聴取できること。本人が不安に感じていることを聞き出し，適切に対応できること。

想定鑑別疾患　閉塞性動脈硬化症，バージャー病，脊柱管狭窄症，糖尿病性神経障害など

現病歴　すごく足がだるい。じっとしている時はそうでもないが，半年くらい前に自転車で転倒して両膝を打ってから，動かしていると調子が悪い。整形外科を受診したが骨には異常がないといわれ，湿布と痛み止めを使用しているものの良くならない。そういえば，歩き始めは大丈夫であるが，30分ぐらい歩いていると，両足の膝から下ぐらいがすごくだるくなる。立ち止まって少し休むとまた歩けるようになるが，しばらく歩いていると，重いようなだるさと何ともいえない鈍痛が膝から下に来る。昨日はあまりにもひどいので，腰が悪いのかもしれないと思い，整体に行った。そのおかげもあり，今日は少しましのような感じもする。足は少し腫れていることもあるが，今日は大丈夫のようだ。足の先は年中冷たい感じがする。時にジンジンとしびれたような感覚はあるが，いつも感じるわけではない。喫煙歴は1日40本くらいを20年。禁煙を試みるもうまくいかない。飲酒歴は付き合い程度。甘いものは好き。3年で体重が6kg増加。

受療行動　整形外科では，膝のレントゲンでは問題ないといわれたが，あまりにだるいので我慢できなくて受診した。

解釈モデル　いったい何が起こっているのだろう。自転車で転んだ時の打ちどころが悪くて，骨は問題なくても神経が痛んでしまったのではないか。動けなくなってしまうことはないのだろうか。すごく心配だ。なにか神経の検査をしてほしい。

既往歴　高血圧と糖尿病で内服治療中。血糖コントロールはあまりよくない。

家族歴　父は糖尿病で母は高血圧。どちらも内服治療中。

患者背景　父親から受け継いだ自営の不動産関係の仕事をやっているが，不景気で昔のようには土地が売れずストレスは多い。

演技の指針　最初は足がだるいことのみ訴える。細かく聞かれたら，歩いているとだるくなる，などの詳しい症状を少しずつ話す。

シナリオ集　129

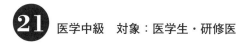

関節が痛い

氏名・年齢 伏見 明子（女性） 43歳
場面設定 市中病院の内科外来 初診
主訴 関節が痛い
シナリオのねらい 関節炎をきたす多岐にわたる疾患の鑑別に必要な情報を系統的に聴取できること。特に急性／慢性，単発／多発の区別を意識した情報収集ができること。
想定鑑別疾患 関節リウマチ，SLEなどの膠原病，ウィルス性関節炎など
現病歴 2カ月前から身体の節々が痛くなりだした。痛みの強さは徐々に増悪している。最初に痛みだしたのは両手の指（具体的には右手第2指の指の付け根の関節と左の親指の付け根の関節）で，1カ月前からは右の肘，2週間前からは両膝も痛む。手はむくんでいるような感じもして，朝起きた時は指が動かしにくいが，昼近くになってくると，少しましになる。仕事でコンピュータを使う時は，特に打ち始めに違和感を感じる。そういえば，節々が痛くなる前に風邪をひいて喉が痛かったことを思い出した。身体や手足の発疹（紅斑や水泡）はないが，昔から日に当たると真っ赤になりやすく，直接の日差しは避けるようにしている。ここ1週間は少し身体もだるく，熱を測ると37度5分ぐらいの微熱がある。喫煙歴はなし。飲酒歴は付き合い程度。
受療行動 この件でこれまで特に医療機関は受診していない。
解釈モデル おばがリウマチなので，自分もそうではないかと心配。また，手が変形して不自由になるのではないかとの不安がある。リウマチの検査を希望。
既往歴 特になし。
家族歴 母方のおばはリウマチで現在通院中。
患者背景 夫（45歳）と娘（13歳）の3人暮らし。家族は健康状態に問題はない。自分は家電メーカーの事務職として，大学卒業後ずっと働いている。家庭は円満である。
演技の指針 はじめは，あちこちの節々が痛いとだけ話して，痛みの部位を具体的に聞かれた時に詳細な痛みの部位を説明する。痛み以外の情報についても聞かれた時に初めて答える。

㉒ 医学中級　対象：医学生・研修医

身体がかゆい

氏名・年齢	穴岸　麻子（女性）　23 歳
場面設定	市中病院の救急外来（午後 8 時頃）
主訴	身体がかゆい

シナリオのねらい　じんましんと思われる症状で患者が受診した際に，原因に関する情報の聴取のみならず，アナフィラキシーのような緊急性の高い状態ではないかどうか，確認できること。

想定鑑別疾患　じんましん，アナフィラキシーなど

現病歴　今日の夕方 7 時頃，夕食にスーパーで買ったしめさばを食べたところ，30 分ぐらいしたら急に身体全体にかゆみが出てきた。そのさらに 5 分後ぐらいに手足やお腹にブツブツした発疹が出てきたため，救急外来を受診した。顔には発疹は出ていない。これまでにさばを食べて同様の症状が出たことはない。普通に息はできており，咳や息苦しさはない。ふらつきや，立ちくらみなどもない。目の周りや口や喉のかゆみはない。腹痛はないが，3 日前より少し胃腸の調子が悪くて下痢気味である。一人暮らしなので周りに同じものを食べた人はいない。喫煙歴，飲酒歴はなし。

受療行動　かゆみが強いのでタクシーで一番近い市民病院を受診。

解釈モデル　さばによるじんましんかと思っている。

既往歴　小児ぜんそくがあったが，中学卒業以来発作はなく過ごしている。薬や食物のアレルギーもないが，以前一度だけ，体調の悪い時にじんましんが出たことがある。詳しくは覚えていない。

家族歴　特になし。

患者背景　両親と弟は四国の地元で暮らしている。今年国立大学を卒業し，自動車関係の会社に総合職として就職。都会で一人暮らし。就職してまだ半年であるが，職場の雰囲気がよく楽しく働いている。ここのところイベントの準備で帰りが遅く疲れている。特にストレスはない。

演技の指針　かゆみ，発疹以外の症状については，確認されたら答える。

シナリオ集　131

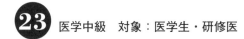

熱がある

氏名・年齢	鈴木 夏子（女性） 25歳
場面設定	市中病院の救急外来（深夜0時30分頃）
主訴	熱がある

シナリオのねらい 発熱の原因の可能性として，繰り返している尿路感染の情報を聴取できること。患者の羞恥心に配慮し，重要な情報を聴取できること。

想定鑑別疾患 急性腎盂腎炎，ウィルス性感染症（インフルエンザを含む）など

現病歴 本日午後8時頃帰宅してから熱っぽいと思い，体温を測ったら38度あった。横になっていたが，改善しない。午後10時頃から，がたがたと震えるようになった。家にあった感冒薬を飲んだが改善せず，彼に連れられて来院した。受付で熱を測ったらやはり38.7度ある。熱がでて頭がボーっとして腰が重い。家で震えたときは，歯がカチカチなっていた。喉は痛くない。咳や鼻水はない。身体の節々は少し痛い。会社で風邪をひいていた人は，2週間前にはいたが今はいない。トイレは，少し近い感じは昨日からあった。残尿感が少しあり，今日は何回もトイレに行きたい感じがするが，行ってもあまり出ない。排尿時の痛みはない。トイレは職場ではいつも我慢してしまう。生理周期は規則的で，最後の月経は2週間くらい前。喫煙歴，飲酒歴はなし。

受療行動 熱がありしんどいので熱を下げる薬がほしくて受診。

解釈モデル 熱の原因を調べてほしいが，インフルエンザだとすると，検査が必要かもしれない。でも明日仕事を休まないといけないのは困る。トイレが近いことは時々こんなことがあるので，それほど気にしていない。

既往歴 特記すべきことなし。今までも時々膀胱炎のような症状はある。

家族歴 父は高血圧。

患者背景 小さな広告代理店に勤めており，事務所が小さくて，みんなのデスクの脇にトイレがある。席を立つたびに注目を浴びるので，恥ずかしくてあまりトイレに行けない。2年前から付き合っている彼とは結婚を前提に交際している。彼は会社の寮に住んでいるが，ほとんど自分のアパートに泊まりに来ていて，同棲状態である。彼との性交渉は数日に1回くらいある。両親は九州に住んでいる。

演技の指針 熱の症状をはじめに訴える。トイレが近いことや彼と暮らしていることは，聞かれたら少し恥ずかしそうに答える。

医学中級　対象：医学生・研修医

息苦しい

氏名・年齢　多野中　靖子（女性）　45 歳
場面設定　市中病院の救急外来（午後 5 時頃）。昼間の救急当番の医師からの引き継ぎを受け，ベッドに休んでいる患者の話を聴く場面
主訴　息苦しい
シナリオのねらい　主訴の原因疾患の鑑別だけでなく，その背後にある患者の心理社会的背景にまで配慮できること。
想定鑑別疾患　パニック障害，褐色細胞腫など
現病歴　午後 3 時頃，近所に買い物に行ったところ，急に胸がドキドキしてきて，息苦しくなった。落ち着かないといけないと思い，座り込んで深呼吸をしてみたが，手足がしびれてきて動けず，お店の人が救急車を呼んで，この病院に搬送された。救急外来で点滴を受けて紙袋で呼吸をするように指示をされ，今はだいぶ楽になった。1 年前からこんな症状が月に 2，3 回あり，最初は休んでいれば治っていたのだが，だんだんひどくなっている。今回も外出する前から，また症状が出るのではないかという不安はあった。息が苦しくなる時は，「自分が自分でないような感じがして，呼吸をうまくコントロールできない。このまま息ができずに死んでしまうかもしれない」という恐怖を感じることもある。喫煙歴，飲酒歴はなし。
受療行動　今までは，なんとか症状が改善していたので，他の医療機関は受診していない。
解釈モデル　こんな発作が続いたら本当に息ができなくなって死んでしまうかもしれない。怖くて買い物にも行けない。家の中でじっとしていたいが，家のこともやらないといけないので，どうしたらよいのだろう。自分も父親のように心臓の病気で突然死んでしまうのではないか。
既往歴　特になし。
家族歴　自分が 30 歳の時，父が突然の心臓疾患のため 55 歳で他界。
患者背景　夫（50 歳）と義母（72 歳），息子（23 歳）の 4 人暮らし。義母が 3 年前に脳梗塞を起こして，ほぼ寝たきりの状態になり，専業主婦の自分が介護をするようになった。まじめな性格で，家族の管理は自分の役目と思っている。しかし，家を留守にすることができないので，好きな旅行もできなくなり，ストレスが強い。夫は仕事が忙しいこともあり，介護に協力的ではない。
演技の指針　解釈モデルや患者背景は具体的に質問されるまで答えない。

25 医学中級　対象：医学生・研修医

検査をしてほしい

氏名・年齢　　宮崎 寛（男性）　32歳
場面設定　　市中病院の内科外来　初診
主訴　　検査をしてほしい
シナリオのねらい　　相手の羞恥心や不安に配慮しながらも，正確な情報を聴取し，適切な医療介入につながる面接ができること。
想定鑑別疾患　　ウィルス性感染症，HIV 感染症，単なる不安など
現病歴　　ここ1週間ほど身体がだるい。食欲もあまりない。微熱もあり，お腹に湿疹が出てきた。咳や鼻水はないが，少し喉が痛い。また，下痢気味であるが，腹痛や吐き気はない。周りに同じような症状の人はいない。実は，恥ずかしい話であるが，2週間前に出張で九州に出かけ，接待で普段飲まないアルコールを飲み過ぎて，酔った勢いで風俗店に入り，コンドームなしの性交渉をしてしまった。それ以来，なんとなく身体の調子が悪い。喫煙歴はなし。飲酒歴は仕事の付き合い程度。
受療行動　　インターネットで調べて AIDS（エイズ）の時に出てくる症状に似ていると心配になり，血液検査をしてほしくて思い切って受診。
解釈モデル　　ただの風邪だと思いたいが，性病がうつったのではないかと心配。もし AIDS であれば，妻にもうつってしまうし，それだけは何としても避けなければいけない。とにかく検査をして白黒はっきりさせたい。万が一陽性だったら，もう，自分の人生は終わりだ……。風俗へは一度も行ったことはなかったのに，なんて馬鹿なことをしてしまったんだと，後悔ばかりがつのる。
既往歴　　特になし。
家族歴　　母は高血圧。
患者背景　　2年前に結婚して，まだ子供はいない。電機メーカーの営業担当で妻とは職場結婚。現在も同じ会社の違う部署に勤めている。2人暮らしで夫婦仲は良好。性生活は週に1，2回くらい。結婚後は他の異性と性交渉をもったことはなかった。
演技の指針　　「あの，ここ1週間ほど身体がだるくて，食欲もないんです」と症状について話したあと，医師役に聴いてもらえそうに感じたら，AIDS の心配や検査をしてほしいことなどを徐々に話す。

26 医学・看護中級　対象：医学生・研修医・看護学生・看護師

おりものが多い

氏名・年齢　鈴木 玲香（女性）　21 歳
場面設定　市中病院の産婦人科外来　初診
主訴　おりものが多い
シナリオのねらい　若い女性の羞恥心に配慮しながら情報収集ができること。また，患者の症状に伴う悩みや不安を傾聴し，理解できること。
想定鑑別疾患　カンジダ性膣炎，接触性皮膚炎など
現病歴　1 カ月前より，おりものが多くかゆみがある。昼間動いている時やバイトでプールに入っている時はあまりかゆみを感じないが，夜，勉強している時かゆみが気になって集中できない。布団に入ってからも非常にかゆく，我慢できず掻いてしまう。夜中も無意識に掻いているようで，朝，外陰部が真っ赤になっていることがある。寝不足が続いている。生理は 28 日周期で規則正しく，出血量も人並みであると思う。喫煙歴，飲酒歴はなし。
受療行動　産婦人科には抵抗があり，何とか市販の塗り薬で治そうと思ったが，段々ひどくなるので意を決し，受診した。
解釈モデル　何でこんな病気になったのだろう。彼から移されたのかな。それともプールでうつったのか。プールに入っていて感染したりしないのかすごく不安だが，恥ずかしくて誰にも相談できずに悩んでいる。かゆくて夜も熟睡できないので早く治してほしい。
既往歴　特になし。
家族歴　特になし。
患者背景　大学 4 年生。大学の近くの賃貸マンションに一人暮らし。両親と妹（17歳）の 3 人は田舎の実家で暮らしている。長い就職活動の末，やっと地元の銀行に内定をもらいホッとしている。生活費は自分でアルバイトをして稼いでいる。水泳が好きなのでスポーツクラブの子供スイミングのインストラクターを 2 年前からやっている。そこで知り合った先輩と 1 年前から付き合っており，週に 1 回くらい性交渉がある。今は，毎日が楽しく充実している。これから卒業論文に本腰を入れようと思っているところ。
演技の指針　羞恥心のため，やや伏し目がちに，聞かれたことに対して答える。

シナリオ集　135

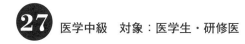

しゃべりにくい（妻が同伴）

氏名・年齢 高井 兼人（男性） 63歳
場面設定 市中病院の救急外来（午後8時頃）。妻と2人で診察室へ
主訴 左手に力が入らず，しゃべりにくい
シナリオのねらい 脳血管障害のような緊急性のある疾患が疑われる場合に，迅速に必要な情報を本人と付き添いの家族から聴取できること。不安をかかえる本人と家族に適切に対応できること。
想定鑑別疾患 脳梗塞，脳出血，脳腫瘍など
現病歴 1時間ほど前，夕食を食べている時にお椀を落としてしまった。拾おうと思ったが，左手が思うように動かせなかった。そのため家族を呼んだが，いつもよりしゃべりにくい感じがして，妻に「酔っぱらっているみたいな話し方」といわれた。実は2～3日前に一度左手が動かしにくいような，おかしい感じはあり，数分で改善したため様子をみていたことがあった。その時はしゃべっていないため，しゃべりにくかったかどうかはわからない。頭痛や吐き気，嘔吐はない。右手は特に異常を感じない。病院に来る時，歩いて移動したが，左足が動かしにくい感じがする。喫煙は3年前にやめたが，それまでは1日20本を35年間吸っていた。飲酒歴はビール500 ml をほぼ毎日。
受療行動 こんな症状は初めて。妻に連れられ救急外来を受診した。
解釈モデル 父が脳出血を起こす前も同様の症状があった。自分も脳出血なのではとすごく心配である。
既往歴 高血圧と糖尿病のため近くの内科で内服治療中。血糖値はもう少し下げた方がよいといわれている（HbA_{1C}が8%前後）。
家族歴 父は20年前に68歳の時，脳出血で倒れ半年後に他界。自分と同じように，高血圧と糖尿病の治療をしていた。
患者背景 60歳で建設関係の会社を定年退職し，現在は妻との2人暮らし。一人息子（38歳）は5年前から仕事でカナダに家族と住んでいる。囲碁が趣味で，地域のコミュニティセンターへ週に3回は囲碁を打ちに行く。運動はほとんどしていない。妻は心配性。
演技の指針 話し方は不明瞭でゆっくりと，話しにくそうにする。見かねて妻が代わりに答える。妻は「どうなってしまうんですか」と不安を訴える。

㉘ 医学中級　対象：医学生・研修医

便が出ない（当番の医師への相談）

氏名・年齢　大山　圭子（女性）　60 歳

場面設定　市中病院の内科病棟（糖尿病の教育入院で 2 週間入院予定。1 週間経過した）。日曜日に主治医ではない休日当番の医師が，患者の様子をみるために訪室

主訴　当番の医師に相談したいことがある（便が出ない）

シナリオのねらい　外来担当医とのやりとりの経過や対処方法，患者の思いや不安を傾聴して引き出せること。今後の対処を患者と共に話し合えること。

想定鑑別疾患　便秘症，糖尿病性自律神経障害など

現病歴　糖尿病教育入院中。入院目的は ① 食事と運動指導，② 合併症のリスクの理解，③ 院内を 1 日 1 時間歩くことである。前から便秘気味だったが，入院して 1 週間便が出ず，出そうな気配もない。お腹が重く張ってしんどくなってきたし，どうしたらよいか相談したい。外来の主治医にはカマ（酸化マグネシウム）という下剤をもらっていたが，効果がなかった。それもマグネシウムが身体に貯まるという新聞の記事を読んで怖くなって，実はあまり飲んでいないので家に大量に余っている。また，散歩をすると糖尿病にも，便秘にも良いといわれていたが，あまりしていない。一時，牛乳を飲んでいたら便通が良かった時期はあるが，カロリーも心配になり最近は飲んでいない。喫煙歴，飲酒歴はなし。

受療行動　2 日前，回診で病棟主治医に相談したところ，様子をみるようにいわれたが，まだ出ないので，もう一度相談したいと思っている。

解釈モデル　入院で環境が変わり，動いていないのでさらに便秘がひどくなったと考えている。院内の散歩は知り合いに会うと恥ずかしいのでしていない。糖尿病に対しては，合併症もありきちんと治療もしたいが，家のことが心配で早く帰りたい。

既往歴　10 年前に糖尿病と診断。HbA_{1C} は 8 ％台。足のしびれは少しある。腎臓は尿蛋白が少し出ており，目は軽い網膜症といわれている。

家族歴　父は糖尿病。

患者背景　専業主婦。夫と認知症が出てきた義母（82 歳）と同居。今後の介護を考えると不安である。

演技の指針　便秘の症状を話す。医師役に聴いてもらえそうに感じたら，外来担当医の指示を守っていない情報（便秘薬，散歩）を徐々に出す。

シナリオ集　**137**

㉙ 医学中級　対象：医学生・研修医

手が震える（研修医への相談）

氏名・年齢　古元 春美（女性）　60歳
　場面設定　市中病院の耳鼻科病棟（入院3日目）。精査入院中の患者を今日から受け持ちになった実習中の学生，または主治医の代わりに当番になった研修医が訪室
　　主訴　相談したいことがある（手が震える）
　シナリオのねらい　症状からいくつかの鑑別診断を念頭において面接ができること。精査入院で不安な状態である患者の心理に配慮し傾聴できること。
　想定鑑別疾患　本態性振戦，不安症，甲状腺機能亢進症，アルコールの禁断症状など
　現病歴　1カ月微熱が続き，首の右側のリンパ節が腫れたので精査入院となった。現在，リンパ節の生検がすんで結果を待っているところ。今日困っているのは両手が震えていることで，これは入院してから始まったような気がする。見舞いの家族にはそんなに震えてないといわれるが，夜に自分でみてもやっぱり震えている。動悸はない。下痢もない。喉も気にならない。体重はここ1カ月で1kgやせたような気がする。足は震えない。話していると緊張するのか，震えが強くなる。入院するのは初めてだし，リンパ節の腫れが悪いものだったらどうしようかと考えると，なかなか眠れない。喫煙歴はなし。アルコールは割と好きで，入院前まで毎日日本酒1～2合は飲んでいた。
　受療行動　主治医には相談しそびれてしまっていたところに，医学生または研修医が来たので思いきって相談してみた。
　解釈モデル　何かリンパ節の病気と関係があるのかと不安である。今までこんなに手が震えたことはないので，やはり癌などの悪い病気かもしれない。
　既往歴　特記すべき既往なし。不眠があり，以前から睡眠導入剤を飲んでいる。
　家族歴　祖母がうつ病だったと聞いている。
　患者背景　息子（32歳）も娘（35歳）もここ数年で結婚して自立し安心した。夫と2人暮らし。夫が退職し，これからセカンドライフを楽しもうかというところで，自分がまさかこんなことになろうとは思ってもみなかった。夫とは家庭菜園でもしようといって，裏庭の草むしりを始めたところである。
　演技の指針　手の震えを訴える。両手を前に出して，「ほら」といってみせる（実際は震えていなくてよい）。検査の結果や手の震えに関する不安を前面に出して話す。

㉚ 医学上級　対象：医学生・研修医

薬を飲んだら下痢になった

氏名・年齢　佐竹 洋子（女性）　48 歳

場面設定　市中病院の内科外来　再診

主訴　薬を飲んだら下痢になった

シナリオのねらい　診断に関する情報を得るだけでなく，医療者に対して不信感を抱いている相手に対して，その気持ちを受け止めて，適切に対応できること。

想定鑑別疾患　薬剤性下痢，急性胃腸炎など

現病歴　1 週間続く喉の痛みと 37 度台の発熱で，一昨日ここの外来を受診。研修医らしき若い医師に，細菌性の扁桃腺炎が考えられるので抗菌薬が必要だといわれ，抗菌薬を処方された。以前抗菌薬でひどい下痢になったことがあったので，あまり飲みたくないと希望をいったのだが，以前の薬とは違うので大丈夫と説明された。しかし，薬を飲みだして熱も下がらないどころか，案の定，昨日にはひどい下痢になり，昨日の夜から薬をやめたが，まだ下痢が止まらない。昨日は 10 回以上トイレに行った。

受療行動　仕事にならないので，下痢を止めてほしくて受診。

解釈モデル　とにかく仕事にならないので薬で下痢を止めてほしい。抗菌薬で下痢になることが分かっていたのに，なぜ，また処方されたのか？　自分はそれが一番心配だったのに，裏切られた気持ちでいっぱいである。一種の医療ミスとも考えられるのではないのか？　どうしてこんなことになったのか説明してほしい。父親が肺癌になった時に，最初，レントゲンの影を見逃されて誤診され，結局手遅れで手術もできなかった。病院に対してよい感情をもっていない。

既往歴　特になし。

家族歴　父は肺癌で他界。母は高血圧。

患者背景　雑誌の編集関係の仕事で多忙である。独身で一人暮らし。来週，2 カ月先の特集を決定する重要な会議がある。今がその準備の正念場である。

演技の指針　静かな中にも強い口調で，医師役に迫る。納得のいく説明が受けられなければ，医療ミスのことも口にする。

シナリオ集　139

㉛ 医学上級　対象：医学生・研修医

生理痛がひどい（母親が同伴）

氏名・年齢　西田　純子（女性）　19歳
場面設定　市中病院の産婦人科外来　初診　母親と2人で診察室へ
主訴　生理痛がひどい
シナリオのねらい　若い女性の羞恥心に配慮しながら情報収集し，生理痛以外の鑑別疾患にも注意を払えること。また，親が同伴している場合の面談の仕方を学ぶこと。
想定鑑別疾患　月経困難症，子宮内膜症，子宮腺筋症，骨盤内腹膜炎など
現病歴　半年くらい前から，生理の2日目から下腹部痛がひどくなり，立っているのも辛くなった。我慢して立っていると冷や汗がでて，目の前が真っ暗になる感じがする。痛みが強いと気持ち悪いことがあるが，吐いたことはない。今日は生理4日目で少し痛みが楽になった。下腹部の痛みは生理の時が一番強いが，生理と関係なく痛いこともある。我慢できないほどではない。初潮は12歳（小6）の1月。初めは不規則で2～3カ月に1回程度であった。14歳ころからは30日周期で規則的になった。排尿，排便は正常。痛みが強い時は食欲がないが，それ以外はよく食べる。
受療行動　産婦人科には抵抗があり，嫌だったが，母親が心配して，強く勧めるので一緒に受診した。
解釈モデル　生理痛がこんなに痛いとは思っていなかった。産婦人科で診察されるのは嫌だが，来月のテニス部の大会が生理と重なるので，薬がほしい。また，生理以外でもお腹が痛いのと，おりものが増えてきたのも気になっている。高3から付き合っている彼と性交渉があることは親に内緒である。もしかしたら，授業で習ったクラミジアなんかになっていたらどうしようと，不安である。
既往歴　特になし。
家族歴　特になし。
患者背景　両親と高校生の弟と4人暮らし。どちらかというと厳格な親で，門限は10時。国立大学の1年生。2歳年上の彼は大学の先輩。親には友達程度の関係だとしか話していない。
演技の指針　羞恥心のため，やや伏し目がちに恥ずかしそうに話す。母のいる時には，性交渉のある彼がいることは聞かれても話さない。母が席を外したら，徐々に打ち明け，医師役に聴いてもらえそうに感じたら，心配しているクラミジアのことを質問する。

32 医学上級　対象：医学生・研修医

退院時の家族面談

氏名・年齢　鈴木　正宗（男性）　79 歳
場面設定　市中病院の内科病棟　退院時の家族面談室
同席の家族　長男：鈴木正雄 58 歳　嫁（長男の妻）：かおる 57 歳　孫：さおり 32 歳
シナリオのねらい　今までの病状と経過および退院後の治療方針の説明ができること。患者を支える家族の思いを聴けること。

現病歴　2 週間前，夕方頃から咳が出るようになり，微熱もあったため，近くの診療所を受診した。肺炎の疑いがあるといわれ抗菌薬の点滴を 3 日間ほど受けたが症状は改善せず，身体のだるさ，両脚のむくみがひどくなってきて，少し歩いただけでも息切れがするようになった。体重は 75kg と普段より 10kg 増えていた。治療 3 日目の胸部レントゲン所見が悪化していたため当院を紹介され，救急外来を受診した。検査の結果，心房細動と心不全，肝機能障害ですぐに入院加療となった。入院時の面談は当直の医師だった。入院治療により，2 週間で症状は軽快し，退院が可能となった。毎日，日本酒 1 ～ 4 合飲む。つまみに漬物など塩からいものは欠かせない。タバコは毎日 20 本を約 50 年吸っていたが，10 年前に妻が肺癌で亡くなったのをきっかけにやめた。

解釈モデル　仕事も定年になり，毎日何をすることもなく，酒を飲むことだけが日課。家族にも迷惑をかけているとは思っているが，お酒はやめられない。妻にも先立たれ，自分も長生きしようとは思っていない。それまでは気楽にやらせてほしい。

既往歴　55 歳頃より高血圧，不整脈，アルコール性肝障害を健診で指摘されていたが，医療機関を継続して受診はしていない。

家族歴　父は肺癌で他界，母は心不全で他界。息子家族は健康。

患者背景　長男夫婦と 3 人で暮らす。生来健康。現役時代は工業機械のエンジニアで仕事一筋。65 歳で退職後 5 年ぐらいは嘱託で勤めていた。性格は頑固。嫁に対しては，子育て，家事などのことでいろいろいいたくなることも多かったが口を出したことはない。10 年前妻を肺癌で亡くし，9 年前に仕事を辞め，それ以降元気でないので家の中で新聞を読んだり，テレビをみたりしてだらだら過ごしていた。最近は庭の手入れや近所の公園の散歩などをするようになったが，昼間から飲んでいることもしばしばある。

家族背景と解釈モデル
○長男（正雄）
自動車部品会社，営業部の部長。仕事が忙しく家のことはすべて妻に任せっきり。毎

シナリオ集　**141**

日朝早く夜遅いので父親の状況はあまり把握していないが，父親のアルコールについての苦情は妻からいつも聞かされ，夫婦の仲がぎくしゃくすることがこれまでもしばしばあった。医学的なことはよくわからないが，きちんと治療を受けてもらいたいと望んでいる。

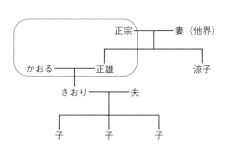

○嫁（かおる）
患者支援のキーパーソン。夫とは職場結婚で，結婚以来専業主婦。義父の大酒は昔からだが，注意してもまったく効果がない。特に最近10年間はお酒を飲んで同じことばかりくどくどいうのには多少うんざりしている。今回の病気は自業自得，お酒さえやめれば良くなるはずだと思っている。趣味の習い事などで結構忙しく，今回の入院でいろんな世話が増えるのは嫌だと内心思っている。また，退院後に服薬管理や食事療法を任されても大変そうだし，義父の世話がかなりストレスに感じている。自分一人ではもう限界なのでだれか協力してほしい。夫が無関心なのが不満である。

○孫（さおり）
美容師。嫁いで隣の市に夫と3人の子供と暮らす。祖父はとてもかわいがってくれたので大好き。でも祖父のアルコールのことで，両親がもめることが多かったのと，母親が祖父にひどいことをいうのに嫌な思いをしてきた。他にもいろいろあって18歳で家を出て美容師になった。子供が生まれてからは母との関係は良くなり，週に1回ぐらいは実家に行く。

○長女（涼子）
大学時代から東京へ行きそのまま就職，結婚。実家には年に1回帰省する。父のことは心配しているが，義姉（かおる）に任せている。本日の面談には，遠方でもあり，仕事の都合で同席できない。

演技の指針　（患者）お酒を飲む理由についてはいろいろな思いがあるが，それをいうのは男の恥と感じているので，聞かれても「やめようと思ってもついつい飲んでしまう」とごまかす。（かおる）はっきりした性格だが根はまじめ。義父の自己管理の悪さと，このままでは体が心配なことを訴える。また，夫が協力的でないことへの不満を吐き出す。（正雄）物静かな性格。仕事が忙しく家の問題を見て見ぬ振りしてきたが，状況によっては前向きに検討する。（さおり）父親がもっと協力するべきだと強調する。

33 医学上級　対象：医学生・研修医

悪い結果の説明

氏名・年齢　河野　広（男性）　50 歳

場面設定　大学病院の内科外来　再診　検査結果を聞くため診察室へ

主訴　咳が 2 カ月続く

シナリオのねらい　患者にとって望ましくない検査結果を伝え，精査の必要性を説明する時に，適切な配慮ができること。例えば患者が情報を理解しうる十分な時間を確保できることや，患者による感情の表現や質問を受容できること。

現病歴　2 カ月ほど咳が続くため，2 週間前に内科外来を受診したところ，レントゲン検査を受けた。レントゲンの結果，右の肺に影があるとのことで CT の検査を勧められ，先週検査した。鼻水，喉の痛み，痰，発熱などの症状はない。喫煙歴は 1 日 20 本を 30 年。飲酒歴は付き合い程度。

受療行動　CT の検査結果を聞くために受診した。

解釈モデル　CT の検査を受ける段階では，いろいろな病気の可能性をいわれたが，その中に「肺癌」という病名があったことが，とてもショックだった。割と短時間で説明されたこともあり，その他の病名のことはよく覚えていないが，CT の検査の結果を説明される今日までの時間が非常に長く感じられた。現在は，仕事でも家庭でも大事な時期なので，まだまだ元気でないといけないと考えている。また，父親は胃癌で亡くなったが，その時の衰弱していく様子を思い出すと，自分も同じようになるのではないかという恐怖が生じる。

既往歴　特になし。昨年の職場の健診では特に異常を指摘されなかった。

家族歴　父は胃癌で 10 年前に 65 歳で他界。母は健在。

患者背景　現在は会社で管理職として勤務しており，複数の事業の責任者を任されている。妻は 43 歳で専業主婦。娘 2 人（中学 3 年と高校 3 年）がともに受験するので，気になっている。

演技の指針　動揺をあらわにする必要はないが，医師役が説明を先に進めようとした場合は，「本当に癌なのか。今は癌になってなどいられない」と受け入れがたい気持ちを医師役に伝える。医師役に聴いてもらえそうに感じたら，現在の家族，社会背景から来る焦燥感や，父が亡くなった様子から生じる不安について十分に話すことができた後には，落ち着いて説明を聞くようにする。

シナリオ集　143

34 医学上級　対象：医学生・研修医

剖検依頼

氏名・年齢　　長崎　洋子（女性）　52歳　（長崎啓司58歳の妻）
場面設定　　大学病院の内科病棟面談室（午前10時頃）
シナリオのねらい　　家族の気持ちに十分に配慮しながらも，医療者側の希望を伝えられること。
現病歴　　夫は1年前に大腸癌の手術を受けて外来で抗癌剤の治療を受けていたが，3カ月前に原因不明の発熱と呼吸困難があり，肺に異常な影が出現し再度入院した。その後抗菌薬やステロイドなどの薬を使用されて，いったんは良くなり退院も考慮されたが，肝臓に腫瘤が出現し，大腸癌の再発転移なのか，肝膿瘍のような細菌感染なのか，他の原因なのか不明のまま，ここ1週間で状態が急激に悪化し，1時間前に死亡した。つい1時間ほど前に夫が亡くなったところだが，主治医からお願いしたいことがあるといわれ，今から話を聞くことになっている。夫の死については癌の診断時から覚悟はしていたが，まだ受け止めきれない部分もある。でも今は自分がしっかりしなければという気持ちが強い。
受療行動　　夫が内科病棟で亡くなった後，主治医からお願いがあるとのことで，面談室に呼ばれた。
解釈モデル　　自分の父親の時と同じく解剖のお願いだと思う。あの時は父親が生前から自分の体を医学の発展のために役立ててほしいといっており，解剖結果の説明もきちんと聞けたので，後悔はしていないが，今回は自分の夫でもあり，生前の意志も聞いておらず，どうしようかと迷っている。解剖は医学の発展のためには重要なことであるし，主治医や病院には大変お世話になったので，協力したい気持ちはあるのだが，これ以上夫の身体を傷つけたくない。それに，夫は手術や治療の苦しみに耐えて「早く家に帰りたい」といって頑張っていたので，一刻も早く自宅に連れて帰ってあげたいという気持ちもあり，非常に迷っている。父親の時のようには割り切れない思いもある。
患者背景　　結婚して30年，一人息子（28歳）は2年前より仕事の関係で中国に駐在している。今日の夕方に到着の予定。夫の両親はすでに他界している。
演技の指針　　医師の話を聞いてその説明に応じて，了承するか，断るか，その場で感じるままに結論を出す。

35 医学上級　対象：医学生・研修医

血糖コントロールがうまくいかない

氏名・年齢　加藤　好美（女性）　46歳

場面設定　診療所の外来（糖尿病の定期受診）

主訴　血糖コントロールがうまくいかない

シナリオのねらい　患者の生活背景や心理状態に配慮しながら，適切な介入指導ができること。

現病歴　糖尿病と診断されて8年目になるが，コントロールはうまくいっていない（HbA$_{1C}$は8～9％）。食事は1日20単位1,600kcalの指導を受けてはいるが，甘いものが好きでやめられない。間食もよくする。運動の重要性もわかっているが，家事で忙しく，とても運動する時間などない。最近，体重が増え73kgになり（身長は156cm），膝にも負担がかかり，歩くのがつらい。今までも2回ほど教育入院をしている。その時は血糖値は一時的によくなるが，自宅に帰ると戻ってしまう。喫煙歴，飲酒歴はなし。

受療行動　1カ月に一度の定期受診のため来院した。

解釈モデル　コントロールがうまくいかないのは，自分の意志が弱いせいもあるが，ストレスからくる部分も大きいと感じる。しかし，食べる楽しみがないと耐えられない。医師からいわれてもできないものはできないので，注意される度に自分がだめな人間だといわれているようで悲しくなる。医師は自分の悩みや生活を知らないのでそんな風にいえるのだ。前の主治医は2カ月前に転勤してしまい，今日は新しい担当医になり3回目の外来だが，新しい先生もきっと同じようなものだろうと思う。毎日やっていくのが精一杯だ。眼などの合併症も恐ろしい。何とかしたいが，自分でどうしてよいのかわからない。

既往歴　糖尿病と高脂血症を8年前に健診で指摘され治療中。

家族歴　母は糖尿病と高血圧。父は心筋梗塞。兄も糖尿病。

患者背景　夫（50歳）は自動車メーカーの部長で仕事のため家にはほとんどおらず，同居する認知症の義母（75歳）の介護や中3の長女の受験を自分に任せきりで，相談もゆっくりできない。家のことは全部自分に降りかかってくるので，かなりストレスが多い。

演技の指針　最初は固い態度で話を始めるが，医師役に聴いてもらえそうに感じたら，少しずつ家族の状況や内面の気持ちを話していく。

シナリオ集　145

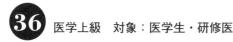

36 医学上級　対象：医学生・研修医

胸が痛い

氏名・年齢　　秋田　秀雄（男性）　58歳
場面設定　　大学病院の総合診療外来　初診
主訴　　胸が痛い
シナリオのねらい　　主訴に関係する情報を広く聴取し，重症で緊急性の高い疾患を除外した上で，筋骨格系の問題に焦点を当て，身体診察ができること。本人の解釈モデルを傾聴して不安に対して適切に対応できること。
身体診察のポイント　　胸部の打診や触診にて，肋骨の一部分に圧痛点があることを確認。咳や深呼吸をさせて痛みを確認など
　想定鑑別疾患　　肋骨痛，肋間筋膜痛など
　現病歴　　今日朝起きたら胸が痛かった。起きてから4時間ぐらい経つが，痛みは続いている。左胸のあたりのズキズキッとした痛みである。じっとしているとそれほどでもないが，左腕を動かしたり，胸をそらしたりするとさらにズキンと痛む。咳は出ないので咳をした時に痛いかどうかわからない。通常の呼吸では痛みはない。動悸，冷や汗，息苦しさはない。体重変化はなく，食欲も良好。8年前に50歳の誕生日に禁煙に成功した（それまでは1日15～20本を30年ぐらい吸っていた）。飲酒歴はビール350mlを毎日約40年。
　受療行動　　普段は健診で産業医と面談する以外は医者にかかったことはないが，今日は胸のことなのでさすがに心配になり受診。
　解釈モデル　　父が心筋梗塞になる前に，胸がおかしいといっていたのが耳にこびりついており，自分も体質を受け継いでいると思う。今までは体力には自信があったが，いよいよ来たかと不安が強い。最近疲れ気味であったのが響いたのか。子供がまだ小さいので死ぬわけにはいかない。とにかく心臓関係の検査をしっかりしてほしい。
　既往歴　　健診で軽度の高血圧を指摘されている。
　家族歴　　父は高血圧を患っていたが，23年前，60歳の時に心筋梗塞で他界。兄は糖尿病。
　患者背景　　家電の大型店に勤めており，現場責任者である。客商売なので苦情の対応などストレスもある。昨日棚卸で普段もたないような重量のある家電を運んだ（その時は痛くはなかった）。普段は全く運動をしていない。再婚した妻（40歳）と小学生の2人の息子がおり4人家族であるが，皆仲がよい。
　演技の指針　　心臓を心配しており，かなり不安げな様子で話を進める。
　身体診察時　　咳をして下さいといわれたら咳をした途端に「痛いっ」といって顔をし

かめ，右手を左の乳首のあたりにもっていく。また，胸をそらしたり，左手を大きく動かしたときは，少し痛そうな顔をして「痛い」という。左の乳首の下のろっ骨のある一部分を押さえられたら「痛いっ」といって顔をしかめる（一部分は自分で前もって決めておく）。深呼吸をして下さいといわれたら，吸気時の最後に「痛いっ」と胸を押さえる。

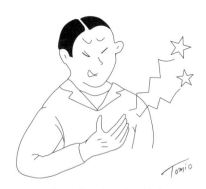

体力には自信があったのだが…

37 医学上級　対象：医学生・研修医

喉(のど)が詰まる

　氏名・年齢　　竹内 由美子（女性）　38歳
　場面設定　　大学病院の総合診療外来　初診
　　主訴　　喉が詰まる
　シナリオのねらい　　ひろく鑑別診断を考慮して病歴を聴取し，適切に身体診察ができること。心理社会的背景も聴けること。解釈モデルを受け止め，患者の納得のいく対応ができること。
　身体診察のポイント　　頸部の気管呼吸音や血管雑音の聴診。甲状腺，頸部リンパ節の触診。咽頭，扁桃の視診（可能ならば胸部聴診）など
　　想定鑑別疾患　　咽喉頭違和感症，逆流性食道炎，咽喉頭腫瘍（ポリープ）など
　　現病歴　　3カ月ぐらい前から喉がよく詰まってきて，とても苦しい。何か喉のところにできているような感じ。突発的に苦しくなるのではなく，いつも何かがつっかえているような感じがする。ついつい手を喉のところにやってしまう。咳も多いが気になって自分で無理に咳をしているような気がする。飲み込みは問題ない。声もかれていないが，なにか出しにくい感じがする。体重減少はなく，食欲も良好。睡眠も問題なく眠れている。動悸や胸痛はない。喫煙歴，飲酒歴はなし。
　　受療行動　　近所の内科で風邪といわれたが，治らないので受診。
　　解釈モデル　　喉のところに何かできているに違いない。癌かポリープかはわからないが，詳しい検査をしてほしい。風邪の症状はないので風邪ではないと思う。
　　既往歴　　虫垂炎（15歳の時）。健診にてコレステロールが高いといわれた。
　　家族歴　　父は数年前に心筋梗塞で他界。
　　患者背景　　自動車メーカーで事務の仕事をしている。仕事ではそれほどストレスはないと感じている。独身で，結婚願望は強い。九州に住む母を早く安心させたいので結婚したいのだが，最近，2年間一緒に住んでいた彼と別れたばかり。半年ぐらい前から彼とはうまくいっていなかった。かなりつらく，悶々とした日々があった。母には彼と別れたことは全く伝えていない。友人にも相談できないでいる。
　　演技の指針　　はきはきと症状を話す。あくまで自分は喉の中に何かできているはずであると固く信じて，それを調べてもらわなければ気が済まないといった態度を演じる。心理社会的背景は聞かれるまで話さずに，聞かれた時にはなぜそんなことを聞くのか，といった表情を浮かべてもよい。
　　身体診察時　　喉の診察の時に，喉の前の下部を触られた時に，少し苦しそうな表情を浮かべ，「そう，そのあたりが詰まった感じがしているんです」という。

38 医学上級　対象：医学生・研修医

血を吐いた

氏名・年齢　菊池　健雄（男性）　62歳
場面設定　市中病院の救急外来（夕方6時頃）
主訴　血を吐いた
シナリオのねらい　血を吐いて不安に思っている患者の気持ちを十分に傾聴しながらも，重篤な疾患の鑑別を考え，適切な病歴が聴取できること。咳で苦しそうにしている患者に配慮しながら診察できること。
身体診察のポイント　口腔内診察，胸部診察，感染予防策（マスクなど）
想定鑑別疾患　肺癌，肺結核，気管支拡張症など
現病歴　本日，午後5時過ぎに急に咳き込んで赤い血を吐いた。びっくりしてすぐにタクシーでここに来た。今までこんなことはなかったので驚いている。1カ月前に風邪をひいていた後，咳がなかなか止まらず，3〜4日前から少し良くなってきた。風邪は妻から移り，同じような症状だった。痰はほとんどない。血の色は鮮明な赤色で，唾に血が混じるというよりは，血そのものがペッと出てくる感じ。鼻血や歯周病もない。息苦しさはない。胸の痛みはない。喫煙歴は1日20本を40年。飲酒歴はビール1本を毎日。
受療行動　とにかくびっくりして来た。
解釈モデル　タバコを吸いすぎて喉を痛めたのかもしれないが，肺癌になってしまったのではと不安。血を吐くなんてもう手遅れなのでは。最初はびっくりしたが，今は怖い。血が止まらなかったら自分は死ぬのではないか。もうタバコはやめよう。
既往歴　5年前から高血圧で内服治療中。3年前に肺炎で入院歴あり。胸部レントゲンは1年前の健診では問題なし。
家族歴　父は8年前に心筋梗塞で他界。家族に結核にかかった人はいない。
患者背景　昨年，定年退職をしたところ。子供は男女2人で共に結婚して，自立している。今は妻（58歳）と2人暮らし。やっとこれから2人で第二の人生を楽しもうと思っていたところ。仕事人間で口下手なのであまり多くは語らない性格。男が泣き言をいうのはみっともないとも思っている。妻にも心配はさせたくないので，今回のことはいわずに，一人で来た。
演技の指針　不安げな表情で演技をするが，症状のみを話す。医師役に聞いてもらえそうに感じたら，実は肺癌が心配であるということを，ぽつぽつと話す。
身体診察時　診察途中，時々咳き込み，口元を押さえて苦しそうにする。

㊴ 医学上級　対象：医学生・研修医

手がしびれる

氏名・年齢　　鈴木　理恵（女性）　57歳
　場面設定　　大学病院の総合診療外来　初診
　　主訴　　手がしびれる
　シナリオのねらい　　脳血管障害を含む中枢神経系の疾病，頸椎症，末梢性の神経障害など，鑑別診断を念頭において適切な病歴聴取と身体診察ができること。
　身体診察のポイント　　バレー徴候を含む上肢の神経診察。僧帽筋の圧痛。Spurling テスト，Jackson テスト。Tinel 徴候，Phalen 徴候など
　　想定鑑別疾患　　頸椎脊柱管狭窄症，頸椎椎間板ヘルニア，脊椎腫瘍など
　　現病歴　　1カ月ぐらい前から右手の親指と人差し指の先がしびれる。手のひらや甲は問題なく，力は普通に入る。足も問題ない。家事には支障はない。しびれの性質は触っている感覚が鈍いような時と，正座して足がしびれた後のようにビリビリと少し痛いようなしびれを感じる時とがある。思い当たることは何もない。朝にしびれが強いような気もする。昔から非常に肩がこる。頭痛もよくあるが，疲れのせいだと感じている。運動はほとんどしていないが家事ではよく動く。手のしびれは日中忙しいのもあり忘れているのだが，夜に疲れてくると再びしびれが強くなるような気もする。喫煙歴，飲酒歴はなし。50歳の時に閉経。
　　受療行動　　自分では大したことはないと思っていたが，家族，特に夫から絶対病院できちんと検査を受けるよう強くいわれて，受診した。
　　解釈モデル　　最初は疲れからと思っていたが，なかなか良くならないので，自分でも脳梗塞のような病気の前触れかもと思い始めた。自分よりは夫のほうが心配しており，MRI検査を希望している。
　　既往歴　　数年前から高血圧で内服中。20代に胃潰瘍で入院したことがある。詳しくはよく覚えていない。
　　家族歴　　父は肺癌で他界。母は脳卒中で他界。
　　患者背景　　専業主婦。夫と娘（25歳）と3人暮らし。昨年夫が定年になり，昼間から夫が家にいるので家事が増えて，かえって疲れ気味。夫との仲は悪くないが，家のことは何もやってくれないのが不満。娘もあまり家事は手伝ってくれない。普段の生活でストレスは強くないのだが，疲れがたまってきており，一度夫婦で旅行にでも行ってのんびり過ごすような生活がしたいと最近よく思う。
　　演技の指針　　しびれることだけ述べて，後はあまり語らない。症状を一つひとつ聞かれたときに，そういえば，といった様子で思い出しながら答える。

身体診察時　指の触覚の検査の時は，親指と人差し指の先を触られたら「先のほうが少し感じにくいです」と答える。首を右に傾けて頭の上から押さえられる検査（Spurlingテスト）や，首を後ろにそらして頭の上から押さえられる検査（Jacksonテスト）をされた時に「右の肩から右手の先までしびれが走ります」と答える。首を押さえられたり，回したりする以外の診察では特に症状を訴えない。

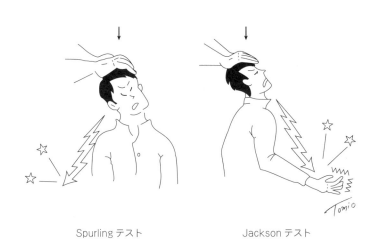

Spurlingテスト　　　　Jacksonテスト

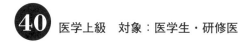

40 医学上級　対象：医学生・研修医

足がしびれる

氏名・年齢　樫山　礼司（男性）　45歳
場面設定　大学病院の内科外来　初診
主訴　足がしびれる
シナリオのねらい　しばしば麻痺などと混同して使用される，「しびれ」という訴えの意味を明確化できること。緊急性の高い病態を示唆する症状を聴取できること。鑑別診断を念頭においた適切な診察ができること。
身体診察のポイント　下肢の神経診察，膝伸展下肢挙上（SLR）テスト
想定鑑別疾患　坐骨神経痛，腰椎椎間板ヘルニア，脊柱管狭窄症など
現病歴　1週間ほど前から右足がしびれる感じがしてきた。初めは前にかがんだりした時に，右足がしびれる感じだったが，最近は常にそうした感じがある。その他の症状としてはここ数年間，腰痛があるが，最近少しひどくなってきた。しびれは正座した後のような，なんとなくぴりぴりとした感じが右の下肢全体にあり，時に右の太ももの後ろからふくらはぎにかけて，ビリッと電気が走るような時もある。右足に力が入りにくい感じはない。発熱はなく，ここ数カ月での体重減少もない。排尿や排便についても，特に問題は起きていない。喫煙歴，飲酒歴はなし。
受療行動　腰痛についてはたびたび近所の整形外科を受診していたが，しびれでは受診したことがない。
解釈モデル　腰痛もあったので，腰からしびれが来ているのかな，とも思う。タクシーの運転は腰が痛くなり，正直つらい。でも仕事を休むわけにもいかないので，悪くならないようにしっかりと調べてほしい。日常生活の中での注意点も聞きたいと思っている。
既往歴　腰痛の他は特になし。年1回の職場の健診でも特に異常はない。
家族歴　父は胃癌で3年前に手術して，現在は普通に暮らしている。
患者背景　妻と2人暮らしで子供はいない。両親は兄の家族と同居。3年前，会社にリストラされ，今のタクシー運転手に転職した。不景気でなかなか売り上げが伸びない。家のローンがまだ10年残っているので，経済的に大変である。
演技の指針　しびれの詳しい性状については，医師から確認されるまでは自分から話さない。
身体診察時　動くときには腰の後ろを自分で押さえて，痛そうに振る舞う。仰向けに寝て右足をあげる診察（膝伸展下肢挙上テスト）をされた時には，「痛い！」と顔をしかめて，腰から右太ももの後ろを通りふくらはぎのあたりまでビリッと電気が走る

ように痛みが出ると話す。

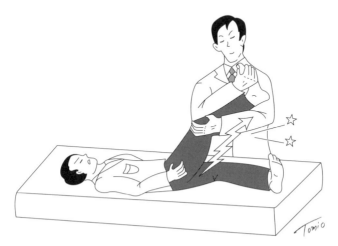

膝伸展下肢挙上テスト

医学上級　対象：医学生・研修医

めまいがする

氏名・年齢　谷 慶子（女性）　50 歳
場面設定　大学病院の総合診療外来　初診
主訴　めまいがする
シナリオのねらい　めまいの症状に対して適切に情報収集し，不安をもち苦痛がある患者に対して配慮しながらも，丁寧に必要と思われる身体診察を行えること。前医に対して不満をもつ患者の心理にも配慮して診察を行えること。
身体診察のポイント　苦痛に配慮しながらの神経診察，特に小脳機能の診察。Dix-Hallpike の頭位変換法（めまいの誘発法）→可能であれば Epley 法（耳石置換法）まで施行
　想定鑑別疾患　良性発作性頭位めまい症，前庭神経炎，小脳梗塞など
　現病歴　昨日の昼ぐらいからめまいが続いている。夜には少し治まって眠ることができたが，朝起きたらまた回り出して気持ち悪い。朝はうがいもできないほどぐるぐる回り，立っていられずしゃがんで歯を磨いた。じっとしていれば大丈夫だが，動くとまたぐるぐる回る。首を少しでも動かすと回り出す気がして動けなかったが，今は少し良くなり，なんとか歩ける。一週間前の夜中にトイレに起きた時もこんなめまいがあり，翌日は治まったと思ったが，夕方になってまた，激しく回転するめまいが起こり，その時は 2 回も吐いた。次の日に近くの内科診療所を受診したら，結構しんどいのに色々診察されて，説明もあまりなく，大丈夫だといわれて薬もなく帰された。耳鳴りや頭痛，発熱はない。手足のしびれや脱力はない。食欲は普通。睡眠は良好。喫煙歴はなし。飲酒歴は付き合い程度。
　受療行動　症状が続くようなら再度受診するようにいわれたが，前回の対応に不安を感じて，夫に連れられて，大学病院の総合診療科を受診。
解釈モデル　元気だったのに，どうして突然こんなに目が回り出したのか。前医が，きちんと CT などの頭の検査をして薬を出してくれていたら，こんなに繰り返すこともなかったのでは，と不満もある。脳梗塞になどなっていないだろうか心配。検査をきちんとしてほしい。
　既往歴　特になし。
　家族歴　特になし。
　患者背景　夫と 25 歳の娘と 23 歳の息子の 4 人暮らし。主婦として今まで頑張ってきた。子供たちも無事に就職した現在は，ケーキを焼いたり花を育てたりして，趣味を色々始め，これから人生を楽しもうと思っていたところ。特にストレスはない。

演技の指針　話すとき以外は目をつむって辛そうにする。症状を伝えるなかで，前医に対しての不満も述べる。医師役がそのことを聴いてくれそうに感じたら，その後の診察に対しても，多少つらくても協力する。

身体診察時　Dix-Hallpike 法と呼ばれる頭位変換によるめまいの誘発法をされた時は，次のように反応する。座った姿勢から医師役に頭を保持されて，斜め右下に頭を向けられ仰向けに寝かせられた時は，「回る回る」といって固く目をつぶって苦痛の表情を浮かべる。30 秒ぐらいしたら「落ち着いた」という。再度，座った姿勢から，同様に斜め左下に頭を向けられ仰向けに寝かせられた時は，ゆっくりと「大丈夫です」という。

Epley 法と呼ばれる頭位変換による耳石置換法をされた時は，次のように反応する。図の②〜⑤の動作を，医師役に頭を保持されて行われた時は，ひとつの動作をされるごとに「回る回る」と目をつぶって苦痛の表情を浮かべるが，ひとつの動作後 20 秒ぐらいで「治まったようだ」といって目を開ける。Epley 法終了時には最終的には，「治ったかもしれない」と少し楽な表情をする。その他の診察時は特に異常を訴えず，普通に振る舞うが，動く時は不安そうにゆっくりと動く。

(指導医の指導のもと，演技の練習をすることが望ましい)

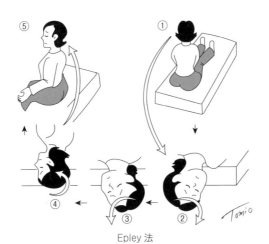

Epley 法

① 患者をベッドの上に座らせる。② 患者の頭をしっかりと保持し，一気に仰向けにする。顔の向きは，めまいが誘発される方向に向け (この場合は右側)，頭はベッドの縁から完全に外へ出る位置で，ベッドより下に下げる。③ 体はそのままで，頭を一気に逆側に向ける (この場合は左側)。④ 体を一気に仰向けから横向きに向ける (体と頭の位置関係はそのままなので，自然と顔は地面を向く)。⑤ 横向きに一気に起き上がらせ，ベッドの縁に足をおろして座位をとらせる。最後に顎を引かせる。
(各動作は，その動作をするたびに誘発されためまいが治まったら，次の動作に移る)

42 医学上級　対象：医学生・研修医

気持ち悪くて吐きそう

氏名・年齢　秋田　裕子（女性）　58歳
場面設定　市中病院の救急外来（午後5時頃）。車いすに乗っている
主訴　気持ち悪くて吐きそう
シナリオのねらい　食中毒，ウィルス感染などの可能性を考慮し，感染経路を含めた病歴を適切に聴取し，吐き気のある患者に配慮しながら診察ができること。
身体診察のポイント　（丁寧で配慮のある）腹部診察，感染対策など
想定鑑別疾患　ウィルス感染症（ノロウィルス），細菌性胃腸炎など
現病歴　本日昼過ぎから急にむかむかしてきた。午後3時過ぎには1回嘔吐してしまった。なんとなくおかしかったのに無理して昼ご飯を食べたのがいけなかったのかもしれない。午後4時ぐらいから寒気もしてきた。体の節々も痛い。腹痛はないがみぞおちのあたりはむかむかして気持ち悪い。昼は自宅でうどんを作って食べた。朝はトーストとコーヒー。昨夜は肉じゃがと鮭のムニエル，スープとサラダを食べた。一緒に食べた夫は今日はまだ会社から帰ってきていない。周りに調子の悪い人はいないが，考えてみると，昨日遊びに来た姪が連れてきた4歳の子供が，風邪気味で自動車にも酔ったのか，自宅の玄関で吐いてしまったので，それを片づけた。普段は便秘気味で今日はまだ出ていない。下痢もない。熱は測定していない。喫煙歴，飲酒歴はなし。
受療行動　嘔吐してからは家で寝ており，良くなるかと思ったが一向に治らなくて，寒気もしてきたので，自宅から近いこの病院の救急を受診した。
解釈モデル　何か食べ物が悪かったのではないか，冷蔵庫の中の残り物でスープをつくった時，しっかり火は通したつもりだが，食中毒なのか心配である。
既往歴　3年前に胃腸炎を患い，その時は下痢もあった。10年前から人間ドックで胆のうポリープを指摘。
家族歴　父は5年前，肺癌で他界。母は高血圧。
患者背景　会社役員の夫と2人暮らし。子供がいないので，昼間は時間が十分にあり，英語やダンスなどカルチャーセンターに通っている。社交的な性格。子供がいない分，姪にあたる姉の娘が昔からよく遊びに来ていた。最近では姪の子供と遊ぶのが楽しみ。
演技の指針　ムカムカする感じがあるので，下向きで，口を押さえている。あまり積極的にはしゃべれず，聞かれたことのみ，小さい声でやや苦しそうに話す。
身体診察時　腹部の触診では圧痛はないが，みぞおちのあたりを押さえられたら「な

156

んだか吐きそう」といって体をよじる。

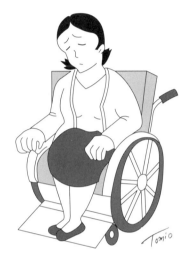

何か悪いものを食べたのだろうか

43 医学上級　対象：医学生・研修医

お腹が痛い

氏名・年齢　三好　正（男性）　38歳
場面設定　市中病院の救急外来（午後10時頃）
主訴　お腹が痛い
シナリオのねらい　腹痛で搬送された救急患者という，極めてcommonな状況ではあるが，緊急性の高い急性腹症の除外が必要とされる中で，問診と身体診察を素早く進め，鑑別診断を念頭に置いた適切な診察ができること
身体診察のポイント　腹部の視診，聴診，打診，触診（特に右季肋下のマーフィー徴候，右下腹部のマックバーニー点やランツ点の診察など）
想定鑑別疾患　急性胆嚢炎，胃・十二指腸潰瘍，虫垂炎，憩室炎，急性胃腸炎など
現病歴　本日夕食後から突然の腹痛あり。嘔気と嘔吐あり。寒気もしてきて，自宅で熱を測ったら38.5度まで上がっていた。腹痛が強いために歩くことができず，救急車を家族に呼んでもらい，救急車で来院。普段から軟便傾向であるが，本日昼からは少し下痢がある。便の色は普段と変わりない。腹痛は腹部全体が痛い感じがするが，どちらかと言えば右側の方が痛い。痛みには少し波があり，体を動かすと痛みは強くなる。自宅で夕食を食べたが，内容は豚肉の生姜焼きとサラダと味噌汁とご飯で，今考えると豚肉は少し生焼けだったような気もする。ただし，他の家族は今のところ症状は出ていない。夕食時には普段と同じように缶ビール2本を飲んだ。喫煙歴はなし。
受療行動　今まであまり医者にかかったことはなく，今回も我慢していたが，痛みが強くて耐えられなくなり，家人に救急車を呼んでもらった。
解釈モデル　生姜焼きの豚が生焼けで，それが悪かったのかもしれないと思うが，以前友人が同様に腹痛で救急搬送されて，腸閉塞で緊急手術になったこともあるので，自分もそうなるのではないかと心配している。
既往歴　小児喘息。
家族歴　母親は糖尿病と高血圧。父親は肺癌で他界。
患者背景　自営業でコンビニを経営している。小学生の長男と妻との3人暮らし。
演技の指針　痛みが強いので，ベッドの上で右側臥位になり，苦悩の表情をして，質問にはとぎれとぎれに短く答える。
身体診察時　腹部の触診ではどこを触られても，ちょっと痛いですと発言するが，右季肋下を触診されながら「大きく呼吸をしてください」あるいは「息をゆっくり吸い

込んでください」などと言われたときには，呼気時の途中で痛みが増すのでそれ以上息が吐けずに，一瞬呼吸を止めて「うっ」と叫んで痛みを強く訴える（炎症のある胆嚢が吸気と共に下がってきて，触診している手に当たって痛みが誘発される：マーフィー徴候）。

歯学初級　対象：歯学生・歯科研修医・歯科衛生士

歯茎(はぐき)から出血した

氏名・年齢　　山本　清美（女性）　48歳
場面設定　　歯科クリニック外来　初診
主訴　　歯茎から出血した
シナリオのねらい　　症状についての病歴のみならず，本人の心配なことや不安に思うことなども共感を示しながら聴取できること。
　　想定鑑別疾患　　う歯，歯周病（歯槽膿漏）など
現病歴　　1週間ぐらい前から，歯を磨くたびに血が出る。歯磨きの後でうがいをすると，ゆすいだ液に血が混じって出てくる。リンゴなどの硬いものは咬まないようにしている。時に冷たいものが歯茎にしみる感じもある。なんとなく歯全体がぐらぐらしているような感じもする。また，口が臭いような感じがする。食欲良好，特に偏食はしていない。体重の変化なし。喫煙歴，飲酒歴はなし。
受療行動　　歯茎からの出血も続いているし，口のにおいが気になるので何とかしたいと考えて受診した。
解釈モデル　　歯周病が心配。口が臭いのもそれと関係あるのかもしれないと思う。口臭は自分ではあまりわからないが，一度夫にいわれてからすごく気になるようになった。歯が崩れてくると入れ歯にしなくてはいけないのでお金もかかるし，外見上もみっともない。歯は大事だと聞いている。ある程度の年になってきているが，まだまだ自分では若い気でいるので，しっかり治してほしい。治療全般にお金がいくらかかるのかが心配。
　　既往歴　　虫垂炎（小学生の時）。便秘症で市販の薬を常用している。
　　家族歴　　父は大腸癌で他界。祖父は胃潰瘍。
　　患者背景　　大学3年と高校2年の2人の息子と夫（50歳）の4人家族。専業主婦であるが，子供の教育費がかなりかかるので，パートに出ようかと迷っている。今後まだまだお金が必要なので，経済的なことが心配。会社員の夫には特に不満はなく，良い夫だと思っているが，口が臭いといわれてからは，こちらからなんとなく距離を置くようになってしまい，自分では心地よくない。そんなこともあり早く治したいと感じている。
演技の指針　　口を押さえながら，口が臭いのを気にするような感じで話をする。治療費のことを結構心配しているが，それに関してはなかなかいい出せない様子で，症状もすべていえた後で，何かほかに心配なことは，と尋ねられたら話す。

45 歯学初級　対象：歯学生・歯科研修医・歯科衛生士

歯がしみる

氏名・年齢	中島　道子（女性）　28 歳
場面設定	歯科クリニック外来　初診
主訴	歯がしみる

シナリオのねらい　症状だけでなく，心理社会的背景にも目を向け，情報を聴取できること。一方的な指導ではなく，患者の生活環境についても引き出し，共感を示しながら，適切に対処できること。

想定鑑別疾患　う歯，歯周病（歯槽膿漏）など

現病歴　1 カ月くらい前から冷たいものを飲むと歯がしみるようになった。だんだんその痛みが強くなり，歯茎も痛むようになった。それまでは，歯磨きはしっかりやってきたつもりだが，最近は忙しくて歯磨きをしないで眠ってしまうこともあった。喫煙歴，飲酒歴はなし。

受療行動　痛みが強くなったので受診。

解釈モデル　小さい頃から親に歯磨きをきちんとするようにしつけられていたので歯に大きな問題を感じたことはなかった。ところが，大学院生になり一人暮らしを始めてから，生活が忙しくなったため，歯磨きがおろそかになっている。そのせいで虫歯ができたのではないかと思っている。経済的に余裕がないので，治療費がどれくらいかかるのかも気になっている。

既往歴　特になし。

家族歴　特になし。家族はみんな元気。

患者背景　両親は田舎で 2 人で元気に暮らしている。兄は東京で商社に勤め，忙しくてここ数年会っていない。大学院の最終学年になり研究もいよいよ力を入れなくてはいけない時期に来ている。しかし，生活のためバイトにいくことも止められない。両立がうまくできずストレスに感じている。バイトが終わり家に帰ると疲れてしまい，夕食を作る気になれない。そのような状況なので毎日コンビニ弁当を食べている。

演技の指針　最初のうちは，忙しいため歯磨きがおろそかになっている点のみ伝える。相手に聴いてもらえそうに感じたら，経済的問題やストレスに関しても話をする。

シナリオ集　161

歯学初級　対象：歯学生・歯科研修医・歯科衛生士

歯を磨くと血が出て歯がぐらぐらする

氏名・年齢　一宮 悟（男性）　60歳
場面設定　歯科クリニック外来　初診
主訴　歯を磨くと血が出て歯がぐらぐらする
シナリオのねらい　患者の歯周病の症状の情報収集が十分にでき，喫煙習慣やストレス，セルフケア不足などの背景要因も聴取し，患者の生活習慣を含めた指導へと進めるための情報収集ができる。
想定鑑別疾患　慢性歯周炎
現病歴　2年ぐらい前から歯茎の腫れに気づき，1年ぐらい前から歯磨きの時に出血することが増えた。3カ月前からは歯がぐらぐらするようになり，口臭も気になり始めた。歯磨き粉を歯周病対策のものに代えたり，自己流で歯磨き方法を変えたり，市販のマウスウォッシュを使ってみたりしたが，あまり効果は感じられなかった。喫煙歴は1日1箱，20年の習慣があり，週末には飲酒もしている。
受療行動　歯科医院に定期的に通っておらず，仕事の忙しさを理由に受診を先延ばしにしていた。しかし，症状が改善しないため，今回初めて受診した。
解釈モデル　歯茎が弱ってきているのは年齢のせいだと思っているが，最近の出血や歯の揺れが気になってきて，このままだと歯が抜けるのではないかもしれないと思い，何とかしなければと感じている。喫煙が影響しているとは思いたくない。歯周病は糖尿病と関係があるとテレビで見たので，歯医者にもっと早く行くべきだったかもしれないと思っている。
既往歴　糖尿病。入院歴なし。服用薬剤なし。アレルギーなし。
家族歴　父は高血圧，母は糖尿病。両親ともに70歳代で他界。
患者背景　オフィスワーカーでデスクワーク中心の仕事をしている。既婚で，2人の子供は独立し，妻と二人暮らし。仕事は忙しく，ストレスが多い。歯磨きは朝起きたときの1日1回だが，忘れることが多い。
演技の指針　最初は症状に対する不安を強調する。特に，歯茎の腫れや出血，ぐらぐらが気になっていると話す。症状の訴えをある程度聞いてもらったと感じたら，セルフケアについて相談する姿勢を出していく。喫煙習慣については，今回の症状の原因とはあまり考えていないと話す。

47 歯学初級　対象：歯学生・歯科研修医・歯科衛生士

右下の奥が腫れて痛い

氏名・年齢　大矢　優依（女性）　28歳

場面設定　歯科クリニック外来　急患　初診

主訴　右下の奥が腫れて痛い

シナリオのねらい　自発痛のある急性症状に対し，患者の苦痛に配慮し迅速な医療面接を行う。特に患者の背景（仕事の忙しさ，独身生活）や歯科的既往歴を考慮しながら，対処行動や解釈モデルに対して支持や共感の態度を示しながら，口腔内検査，診断と治療方針の決定へと速やかに移行できるようにする。

想定鑑別疾患　急性智歯周囲炎，急性歯周炎，急性化膿性根尖性歯周炎

現病歴　1年ぐらい前から，横向きに生えている右下の親知らずと手前の歯の間にものが挟まることが度々あり，その際に軽度の歯茎の腫れは自覚していたが強く痛むほどではなかった。1カ月前から時々親知らずの周囲に軽い違和感があったが，数日後には自然に消えた。一昨日の昼食時に硬い食べ物が親知らずにあたり，ズキズキとした持続的な痛みが出てきた。市販の痛み止めを飲むと痛みが軽くなるが3〜4時間後には痛みがぶり返すようになるので，痛み止めを飲み続けていた。昨日からなんとなく奥の歯茎が全体的に腫れてきているような感じがしていた。今日は痛みで早く目が覚め，痛み止めを飲もうとしたら口が通常の2/3程度しか開けられないことに気づき，水を飲み込む時に喉の奥に少し痛みを感じるようになった。喫煙歴，飲酒歴はなし。

受療行動　痛み止めを飲み続けているが効果は長続きせず，これ以上薬を飲み続けることが心配で受診した。

解釈モデル　最近仕事が忙しく，きちんと歯を磨けなかったのが原因だと思っている。昔通った歯科医院で親知らずを抜いておけばよかったと反省している。仕事を休むと迷惑を掛けるので一日でも早く痛みと腫れをとってほしい。

既往歴　5年前に左下の親知らずを抜歯した経験があり，抜いた後に顔が腫れて大変な思いをした。今回痛みがあるところの親知らずもこの歯科医院で抜歯を勧められたが，また痛い思いをするのがイヤで先延ばししていた。大きな病気や入院歴はなし。

家族歴　特に目立った病歴はなし。

患者背景　一人暮らしの会社員。総務として忙しく働いており，独身だが明るくおおらかな性格。忙しくても前向きに過ごしているが，今回は急に痛みが出て，さらに口が開きにくくなったため心配している。両親ともに遠方で健在。

シナリオ集　163

演技の指針　痛いところを手で押さえ，辛そうにする。ズキズキした痛みが続いて，だんだんひどくなっていることを強調。特に口を開けにくく，水を飲むと痛みが走るため，不安を抱いていると話す。今回の痛みや症状がさらにひどくなることが心配で，仕事が忙しい中，上司に頼み込んで来院したので，早くよくなって仕事に復帰したいと強く訴える。痛み止めを服用したが効果が長続きしないので重症かもしれないと訴える。

48 歯学初級　対象：歯学生・歯科研修医・歯科衛生士

右下の奥歯にものが挟まる

氏名・年齢	吉田　千絵（女性）　45 歳
場面設定	歯科クリニック外来　初診
主訴	右下の奥歯にものが挟まる

シナリオのねらい　患者が不自由していることに対して共感の態度を示し，患者の対処行動や患者自身が考えている治療方針を傾聴し，患者の考えや行動を批判することなく受け入れ，患者が十分に話を聞いてもらったと感じることができる医療面接を行う。

想定鑑別疾患　う蝕，慢性潰瘍性歯髄炎，歯周炎

現病歴　2 カ月ぐらい前から右下の大臼歯（前から 6 番目の歯）にものが挟まる感覚やしみる感覚を自覚していたが，痛みはなく，特に気にしていなかった。2 週間ぐらい前から冷たい飲み物を飲んだ時や歯磨きの際に少ししみることが増えたが，症状がすぐに治まるため放置していた。1 週間前から，食事をした時に特に繊維質の食べ物が挟まったままになり，歯磨きをしてもなかなか取れないようになった。痛みや腫れなどの症状はないが，挟まったものが気になって仕事に集中できないので来院した。喫煙歴，飲酒歴はなし。

受療行動　症状は軽度だったが，歯ブラシを使っても挟まったものが取れないのでつまようじを使うようになったが，多用したせいか，歯茎から出血するようになった。出血は数分でおさまるが，毎回出血するので不安が募ってきたため来院を決意し今回の受診に至る。

解釈モデル　たまにしみる感じがしていたのは，歯磨きがちゃんとできていないからと思っていた。また，食べ物が挟まってしまい，つまようじを使うと出血するようになったので歯周病になりかかっているのではと心配している。ひどい痛みではないので歯茎の消毒と歯と歯の間の掃除をして，簡単に治療してもらいたいと思っている。

既往歴　大きな病歴や手術歴はなし。

家族歴　特に目立った病歴はなし。

患者背景　会社員（事務職）として忙しい日々を送っている。夫と子供の 3 人で暮らしているが，仕事が忙しいため，朝食後の歯磨きは素早く済ませてしまい，夜は疲れて寝てしまうことが多い。週末にまとめてしっかり磨くようにしているが，平日のケアが十分でないと感じている。特に甘いものが好きで，間食が多く，虫歯のリスクは自覚している。

演技の指針　虫歯になったとは思いたくない，軽い歯肉炎か何かと思っていると訴え

シナリオ集　165

る。ものが挟まっているのが気になるので，早く簡単に歯の掃除をしてスッキリした
いという思いを表現する。

49 歯学中級　歯学生・歯科研修医・歯科衛生士

急に歯が痛くなった

氏名・年齢　伊西口 美咲（女性）　45歳

場面設定　歯科クリニック外来　急患　初診

主訴　急に歯が痛くなった

シナリオのねらい　急性化膿性歯髄炎または急性化膿性根尖性歯周炎の鑑別診断と応急処置，さらに患者の急な痛みや不安に対して迅速かつ共感的な対応を行う。

想定鑑別疾患　急性化膿性歯髄炎，急性化膿性根尖性歯周炎

現病歴　昨晩，夕食後から突然左下の第一大臼歯（前から6番目の歯）にズキズキする強い痛みを感じるようになった。痛みは徐々に悪化し，夜間も眠れないほどだった。痛み止め（市販の鎮痛薬）を服用したが，効果はわずかで痛みが続いた。何もしなくてもズキズキする痛みは続き，上下の歯がすこしかみ合っただけでも痛みが強くなり，今朝，急患で来院した。今まで，この歯に症状があった記憶は無い。喫煙歴，飲酒歴はなし。

受療行動　昨晩から急激に痛みが出現し，鎮痛薬を服用したが効果はわずかで，氷を含むと一時的に痛みがやわらぐが，効果が長続きしなく，再び激しい痛みが戻ってくる。これ以上の睡眠不足もつらいので，急患で来院した。

解釈モデル　今回の痛みは，最近，仕事が忙しくてストレスがたまるようになり，ストレス解消で甘いものを食べることが増え，さらに歯磨きが疎かになっていたのが原因と思っている。虫歯になったかもしれず，昔のように定期的に歯医者に通っていたら早期発見でこんなに耐えがたい痛みにならなくてすんだと反省している。とにかく，耐え難い痛みのため，早急な治療を希望する。

既往歴　特記事項なし。持病や薬の服用なし。

家族歴　特に目立った病歴はなし。

患者背景　事務職として勤務しており，家では夫と2人の子供の世話に追われている。仕事と家庭の両立で多忙を極めており，疲れたときには甘いものを摂ることがストレス解消になっているが，その分口腔ケアが疎かになっていると自覚している。

演技の指針　強い痛みを感じているため，つらそうな表情，動作を表現する。特に昨晩から突然痛みが出て，十分に眠ることができなくて疲れ切った様子で，何よりも痛みから早く解放されたいという気持ちを強調し，医療面接はさっさと済ませてもらい早急な対応を強く求める姿勢を見せる。

50 歯学中級　歯学生・歯科研修医・歯科衛生士

硬いものを嚙むと奥歯が痛む

氏名・年齢　松本　純子（女性）　50歳
場面設定　歯科クリニック外来　初診（主訴の情報収集と診断と治療方針の説明）
主訴　硬いものを嚙むと奥歯が痛む
シナリオのねらい　主訴の情報収集を行い，次に，歯の検査の結果，歯根破折の疑いがある慢性化膿性根尖性歯周炎が強く疑われるため抜歯を治療の選択肢のひとつとして説明する。この際，長期にわたる違和感と痛みに対しての共感的対応を行うと共に，過去に苦労して歯科医院に通い治療をした歯に，再び痛みが出たことに対しての落胆や，歯を抜きたくないという患者の気持ちを受け入れる態度を示す。患者の抜歯に対する不安を軽減しつつ，診断の根拠を丁寧に説明し，患者が納得できる治療方針を複数提示するプロセスを明示する。
想定鑑別疾患　慢性化膿性根尖性歯周炎，歯根破折
現病歴　6カ月前から右下の第一大臼歯（前から6番目の歯）に嚙んだ時に軽い違和感があったが，痛みはなかったため放置。1カ月前から硬いものを嚙んだ時に痛みを自覚するようになり，ナッツやクラッカーなどを嚙むと鋭い痛みが出るようになった。嚙む瞬間に「ズキッ」と痛むが，すぐに引く。この痛みは徐々に強くなってきて，右側を使うことが苦になってきた。また，歯の根元付近の歯茎を外から押さえるとなんとなく違和感がある。この歯は，10年前に大きな虫歯で歯の根の治療を行い銀のかぶせものをして治した歯で，治療した歯科医院では，もともと大きな虫歯だったので今度痛みが出るときは，歯の根が割れてしまっている可能性があるので抜かないといけないといわれていた。喫煙歴，飲酒歴はなし。
受療行動　これまでは硬い食べ物を避けて対処していたが，最近痛みが強くなり，夫に勧められて来院した。
解釈モデル　10年前に治療してもらった歯がまた悪くなってしまったのは，以前治療した歯科医がいった通りで歯が割れてしまったのではとがっかりしている。硬いものが好きでよく食べていたので，その影響で歯が悪くなったと思っている。奥歯は大切と聞いているので抜きたくない。
既往歴　大きな病気や手術の経験なし，現在服用中の薬なし。
家族歴　特記すべき病歴なし。
患者背景　営業職の会社員。夫（52歳）と1人の子供（25歳）と暮らしている。歯の痛みに不安を感じているが，歯を抜かれてしまうのではないかと不安で，後回しにしていたが，夫に受診を促された。

演技の指針　前医に今度痛くなったら抜歯になるといわれたことがとても気になっているが，抜くことにならないようにこの歯だけはしっかり磨くように心がけてきたにもかかわらず痛くなってしまった落胆の表現と，絶対に抜きたくないことを強く演じる。痛みに対して辛そうな表情を見せつつも，「この歯は大切にしてきたから抜きたくない」という強い思いを表現する。また，抜歯の可能性を告げられると，表情に落胆と不安をにじませながらも，「他に何か治療法はないですか？」と何度も確認する，といったように，感情の変化を段階的に表現する。

51 歯学中級　対象：歯学生・歯科研修医・歯科衛生士

歯茎が腫れて痛い

氏名・年齢　　生田　喜久夫（男性）　64歳
場面設定　　歯科クリニック外来　初診
主訴　　歯茎が腫れて痛い
シナリオのねらい　症状について適切に情報収集できること。歯と全身疾患の関係にも注意し，生活環境などの情報も聴取した上で，適切な対応ができること。
　想定鑑別疾患　　歯周病（歯槽膿漏），義歯による潰瘍，歯肉癌など
　現病歴　　左下の歯茎が1週間くらい前から腫れてきた。頬まで腫れてしまい口が開けにくい。食べ物が当たると痛いので，あまり食べられない。しみたりもする。左下には2年くらい前から義歯を入れている。歯磨きをするのも痛い。少し微熱もあるようだ。喫煙歴はなし。飲酒歴はビール350mlを毎日2本くらいは飲む。歯茎が腫れてからは飲んでいない。
　受療行動　　半年前まで別の歯科へ通院していたが閉院したため，通勤途中にこのクリニックをみつけ，受診した。
　解釈モデル　　前の歯科医院で1年くらい前に歯周病があるといわれたことがあるので，今回も歯周病がひどくなったと思っている。最近は甘いものを食べているので，それが原因かもしれない。また，血糖値の検査をしばらくしていないので，上がっているかもしれない。歯茎の腫れと糖尿病は関係があるのか。痛み止めの薬も出してもらいたい。また長期的に治る方法を指導してほしいと思っている。
　既往歴　　2年前，健康診断で糖尿病の気があるといわれ，総合病院を受診して検査を受けた。その時，予備群といわれ3カ月くらい薬を飲んだ。現在は飲んでいない。
　家族歴　　父は心不全で他界。母は胃癌で他界。
　患者背景　　妻と2人暮らし。定年退職後はマンションの警備員をしている。二交代制で夜は何もなければ寝られるので楽な仕事である。60歳までしっかり働いたので，今はのんびりした生活をしようと思っている。食べることと飲むことが楽しみ。息子（32歳）は東京の製薬会社で働いている。忙しそうで，お正月くらいしか帰省しないが，元気で働いていてくれれば安心である。
　演技の指針　　最初は症状の辛さのみを訴える。歯科医師役に聴いてもらえそうに感じたら，糖尿病を放置していることや甘いものを食べていることなども話して，今後どうしたらよいかも相談する。

52 歯学中級　対象：歯学生・歯科研修医

顎（あご）が痛い

氏名・年齢　横田　景子（女性）　58歳

場面設定　大学病院の口腔外科外来　初診

主訴　顎が痛い

シナリオのねらい　単に症状のみに目を向けるのではなく，その背景にある患者のストレスや不安を引き出して話を聴けること。

想定鑑別疾患　顎関節症，側頭動脈炎，身体表現性障害など

現病歴　1カ月前から顎の調子が悪い。咬むたびにガクガクと音がする。咬み合わせが悪いためか，顎の関節あたりにズキンとした痛みも走る。痛みのため長時間の会話も苦痛である。食事は大きな口を開けないように，小さく切って食べる。自然と柔らかいものばかり食べている。量も食べられないので，体重が1カ月で2kg減ってしまった。最近は近眼に老眼も加わり眼の焦点が合いにくい。肩が凝り，頭痛もしばしばある。寝ている時もかなり顎に力が入っているようで，歯ぎしりを夫から注意されたこともある。ここ3週間くらいはよく眠れず，寝付きも悪い。職場では顎のことはまだ話していない。喫煙歴，飲酒歴はなし。

受療行動　家で顎を痛がっているので，病院でみてもらうように夫にいわれ受診。

解釈モデル　この顎の痛みをとにかくなんとかしてほしい。咬み合わせが悪いので，しっかり検査もした上で，矯正してほしい。職場のストレスは非常に大きいが，自分では関係ないと思っている。

既往歴　特になし。

家族歴　両親ともに元気である。祖父は胃癌で他界。祖母は脳梗塞で他界。

患者背景　会社役員の夫と2人暮らし。子供はいない。職場では，家電メーカーの苦情処理の担当で，非常にストレスが大きいが，同僚も皆同じストレスを抱えており，仕方ないとあきらめている。家に帰るとどっと疲れが出て何もしたくなくなる。仕事に行くのが嫌でしかたがない。夫との関係は悪くないが，職場のことは仕事内容の守秘義務もあるので，具体的にはあまり話せない。

演技の指針　顎が痛いので話しづらそうに話をする。職場のストレスについては，聞かれない限りは話さない。

シナリオ集　171

53 歯学中級　対象：歯学生・歯科研修医

舌にできものができている

氏名・年齢　　米川　武雄（男性）　52歳
場面設定　　大学病院の口腔外科外来　初診
主訴　　舌にできものができている
シナリオのねらい　　単に症状についての情報を集めるのみでなく，患者の内面にある不安を引き出して受け止められること。
想定鑑別疾患　　舌癌，舌膿瘍など
現病歴　　3週間前から舌の奥の右横に白っぽいできものができて，徐々に大きくなっている。最初は食べるときに引っ掛かる感じがしただけであったが，今は普段でも違和感がある。以前から時々口内炎はできたが，今回はそれほど痛くない。うんでいるのかと思って，以前風邪の時に出された抗菌薬を3日間飲んでみたが，良くならなかった。食べ物の味は変わらないが，気になるので食事は控えめにしている。喫煙歴は1日30本を30年。飲酒歴はビールを時々付き合いで飲む程度。
受療行動　　日に日に大きくなるような気がしたので気になって受診。
解釈モデル　　まさかとは思うが，舌にできる癌もあるとインターネットにあったので心配である。身体の心配もさることながら，入院・手術となったら，仕事を休まなければならない。この不景気にそんなことになったら，会社が経営の危機に陥る。社員の生活もかかっているので大変だ。
既往歴　　近くの診療所にて高脂血症で通院中。
家族歴　　父は肺癌で他界。母は高血圧。
家族背景　　社員20人ほどの印刷会社を経営。仕事人間で毎晩帰りは遅い。ストレスはあるが，それも仕事のうちと割り切っている。健康には関心がないわけではないが，忙しくてかかりつけ医にも受診せず，薬だけ妻に取りに行ってもらっている。家族は妻と息子（大学2年）の3人暮らし。家庭内の問題は特にないと思っている。
演技の指針　　違和感があるので，右頬を押さえながら演技する。癌の心配については，医師役に聴いてもらえそうに感じたら，少しずつ話す。

54 歯学上級 歯学生・歯科研修医・歯科衛生学生

ブラッシング指導

氏名・年齢　佐倉 翔子（女性） 52 歳

場面設定　月に一度の歯科クリニックでの定期検診。歯周病予防のためのブラッシング指導を受ける場面。

主訴　歯石を取りに来院。特に痛みや症状はなし。

シナリオのねらい　患者が歯周病予防のためのブラッシング指導に対して抵抗感を示しているが，患者の気持ちを理解し，受け入れつつ，適切な説明を行う重要性を体験させる。患者の抵抗やモチベーションの低下に対して，共感的な対応と LEARN モデルを使った患者中心のコミュニケーションスキルを養う。

想定鑑別疾患　慢性歯周炎

現病歴　1 年前，会社の健康診断で歯石の指摘を受け，それをきっかけに歯科医院に通院開始。歯石除去とブラッシング指導を受けているが，ここ数カ月は歯周ポケットの深さや PCR（プラークコントロール率）の改善が見られない状態。4 〜5mm の歯周ポケットが散見され，特に歯頸部と隣接面のブラッシングが不十分。喫煙歴，飲酒歴はなし。

受療行動　歯石取りとブラッシング指導のために月に一度通院。初めは歯周病予防に熱心だったが，最近は指導を受けても PCR の数値が改善しないため，モチベーションが低下している。自身ではしっかり磨いているつもりだが，結果が出ないことに失望し，改善の努力を諦めつつある。

解釈モデル　自分なりにブラッシングを一生懸命してきたが，結果が伴わないために無力感を感じ，歯周病も進行していないので現状維持で十分だと考えるようになった。また，これ以上改善は見込めないという思いから，医療者の指導に対して疑念を抱いている。

既往歴　大きな病気や手術の経験なし。

家族歴　特に目立った病歴なし。

患者背景　会社員で，家庭では夫と 2 人暮らし。特に，頑固な性格で他者からの指示や助言を受け入れるのに抵抗がある。

演技の指針　最初は冷静かつ穏やかに受け答えをするが，話が進むにつれて「もう知っている」などの返答を増やし，次第に歯科衛生士役の指導を遮るような反応を見せる。徐々に苛立ちを見せつつ，笑顔を保ちながらも皮肉や不満を感じさせる発言をする。最終的には「どうせやっても無駄」という諦めの言葉で反論し，モチベーションの低下を示すが，表面的にはそれを隠そうとする。

シナリオ集　173

55 薬学中級　対象：薬学生・薬剤師

薬について聞きたい

氏名・年齢　中島　葉子（女性）　42歳
場面設定　市中の調剤薬局
主訴　薬について聞きたい
シナリオのねらい　薬の説明を一方的にするだけでなく，患者の内面にある思いや不安を傾聴し，受け止められること。
現病歴　市民病院の内科の外来で，5年前から糖尿病の薬をもらっている。現在の HbA_{1c} は6.5〜7.0％。今日の血圧は154/87 mmHg。血圧が高いために今日から降圧剤が追加となった。薬の必要性について主治医に聞いても，パソコンの画面をみたまま，決められた通り飲んでください，といわれるだけできちんと答えてもらえない。いつもそんな感じで，あまり詳しい話ができない。喫煙歴，飲酒歴はなし。
受療行動　定期外来を受診後，薬局で服薬指導を受ける。
解釈モデル　薬はあまり飲みたくない。この程度の血圧で飲まないといけないのか疑問である。自宅に血圧計はあるので，自分で測定して高くなければ，飲むのをやめようかと思っている。また，血圧が下がり過ぎると脳梗塞になることもあると以前聞いたことがあり心配である。糖尿病の薬も，それほど血糖値は悪くないのに，飲まされている。自分なりに食事や運動にも気を遣って，ここまでよくなったので，糖尿病の薬もやめたい。日頃疑問に思っていることを今日は薬剤師に聞いてみたい。本当に血圧の薬が必要なのか，脳梗塞の心配はないのか，糖尿病の薬を中止してもよいのかなどを相談したい。
既往歴　糖尿病で5年前から血糖降下薬を内服中。
家族歴　家族の中に糖尿病はいない。母は高血圧。伯父（70歳）が脳梗塞で寝たきりになっている。
患者背景　主婦で高校2年生と中学3年生の2人の娘の母親。下の子供は受験生で，ストレスは多い。夫（45歳）は市役所に勤務。
演技の指針　最初から，今日は聞きたいことがあるという姿勢で，積極的に質問を投げかける。

56 薬学中級　対象：薬学生・薬剤師

発疹が出た

氏名・年齢　山下　のぞみ（女性）　25歳

場面設定　市中の調剤薬局

主訴　発疹が出た

シナリオのねらい　薬の副作用かもしれない状況が生じた場合に，患者の思いを聴き，適切な対応ができること。

現病歴　1週間ほど続く喉の痛みと発熱で，3日前に市民病院の内科の外来を受診した。抗菌薬と消炎鎮痛剤を処方され，この薬局で薬をもらったが，次の日から身体に発疹が出てきた。喉の症状と関係があるかもしれないと思い，薬を飲み続けて様子をみていたが，徐々に発疹は広がり，身体のかゆみも出てきた。喉の痛みと熱は治まったが，今は発疹とかゆみがつらい。特に発疹は顔面にも出ているので，外出するのもためらわれて，困っている。今まで，薬を飲んでこんなことになったことはない。病院でも，この薬局でも副作用についての注意はほとんどなかったので，あまり心配していなかった。喫煙歴，飲酒歴はなし。

受療行動　もしかして薬の副作用かと心配になり，処方された薬局に相談に来た。

解釈モデル　病院やこの薬局でも，このような薬の副作用の説明もなかったため，飲み続けてこんなことになってしまった。副作用だとわかっていたら，すぐに止めていた。明日から研修で1週間東京に行くことになっており，こんなことになって，どうすればいいのか困っている。きちんと説明してほしい。

既往歴　特になし。

家族歴　特になし。

患者背景　コンピュータ会社のシステムエンジニア。現在は一人暮らし。明日からは特別な資格を取るために，今の職場から選ばれて研修に出張の予定。性格も明るく，職場では将来を期待されている。

演技の指針　症状を説明した上で，薬の処方時にどうしてもう少し詳しく副作用について説明をしてくれなかったのか，やや強い態度で繰り返し質問する。薬剤師役が自分の話を傾聴して，きちんと対応しようとしていると感じられたら，少し落ち着いて話を聞くようにする。

シナリオ集　175

57 薬学上級　対象：薬学生・薬剤師

麻薬を出すといわれて不安に

氏名・年齢　　吉田 恒夫（男性）　68歳
場面設定　　大学病院の内科病棟。ベッドサイド
主訴　　麻薬を出すといわれて不安に
シナリオのねらい　　単に薬の説明をするだけでなく，病気や服薬に対しての患者の不安やストレスを受け止めて，適切な服薬指導ができること。
現病歴　　1年前に肺癌がみつかり，抗癌剤による治療を受けてきたが，吐き気や全身倦怠感などの副作用も強く，腫瘍の縮小効果もみられないために，その後は，抗癌剤は使わずに経過観察となっていた。1週間前から背部の痛みが強く，3日前に入院となったが，通常の痛み止めでは治まらず，明日から麻薬を使いましょうと主治医にいわれた。
受療行動　　肺癌の進行による背部の痛みのコントロールのため入院。
解釈モデル　　今まで頑張ってきたのに，麻薬を使うということは，いよいよ最期なのかと思い，悲しくてしょうがない。胃癌で苦しんだ自分の母親も，モルヒネを使った翌日に亡くなった。そんな薬に頼りたくない。運よく少し長生きできたとしても麻薬による中毒症状で廃人同様になってしまうのではないか。副作用も強いと聞いている。抗癌剤を使った時のような辛さはもう味わいたくない。でも痛みは何とかしてほしい気持ちもあり，どうしてよいのかわからず泣けてくる。
既往歴　　糖尿病。高血圧。
家族歴　　母は胃癌で他界。父は脳梗塞で他界。
患者背景　　自営で飲食店をやってきたが，昨年肺癌と診断され，店を閉めた。子供2人は独立して今は妻（65歳）と2人暮らし。癌と診断された時はショックであったが，今はやっと少しずつ受け入れられるようになってきた。主治医からは，余命の話はないが，長女の出産予定日が半年先なので，孫の顔をみることを励みに，毎日を過ごしている。
演技の指針　　はじめは沈んだ表情で背中をおさえながら痛みを訴える。薬剤師役に聴いてもらえそうに感じたら，痛みはとってほしいが麻薬に対する不安があることを話す。

58 助産初級　対象：助産学生・看護学生・研修医

出血した（切迫早産）

氏名・年齢　田中　美樹（女性）　32 歳

場面設定　市中病院の産婦人科病棟。入院直後で，ベッドに横たわっている。看護師が訪室

主訴　出血した

シナリオのねらい　流産経験のある患者が切迫流産となったことでどのような不安を抱いているのか，また，家族との関係にも目を向け傾聴し理解できること。

現病歴　予定日は 1 月 19 日（6 カ月後）。現在は妊娠 12 週 0 日。今までは順調であったが，昨夕から下腹部がはったような違和感があったので自宅で安静にしていた。今朝トイレに行ったらティッシュに少量赤い血が付いたので，びっくりして受診した。お腹の痛みはない。つわりはない。排尿，排便も正常。熱などの風邪の症状もない。前回も妊娠 10 週で流産したので，大事をとって入院して経過観察することとなった。喫煙歴，飲酒歴はなし。

受療行動　今朝の出血後に驚いてすぐ受診した。

解釈モデル　初めての妊娠で流産したときはとてもショックだった。前回のように激しい腹痛ではないが，また流産してしまうのではないかと，とても不安である。昨日久しぶりに帰国した友人と会うために出かけたのがいけなかったのではないかと，子供を楽しみにしている夫や夫の両親に申し訳なくて，自責の念が強い。

既往歴　2 年前に妊娠 10 週で流産。他は特になし。

家族歴　特になし。母親に流産の経験はない。

患者背景　夫（40 歳）はメーカー勤務の中間管理職。現在，夫と 2 人で住んでいる。本人は通訳の仕事を 2 年前までやっていたが，流産後，気分が沈んでしまったので，仕事を辞めている。義父母は元気に隣町に暮らしているが，夫は一人っ子なので，初孫を強く期待されている。両親は離婚し，実父とは音信不通。実母は田舎で姉の家族と元気に暮らしている。出産後はこちらに手伝いにきてくれることになっている。夫は仕事が多忙であるが，優しくて，前回の流産の時支えてくれた。今回，子供をとても楽しみにしている。

演技の指針　また流産ではないか，という不安を伝える。昨日出かけたことで自責の念に駆られていることは，看護師役に聴いてもらえそうに感じたら話す。

シナリオ集　177

59 助産中級　対象：助産学生

分娩計画

氏名・年齢　村井 加奈（女性）　35歳
場面設定　市中病院の産婦人科外来　後期妊婦指導（分娩計画）
シナリオのねらい　積極的に分娩に取り組むために，出産に対する妊婦の考えを引き出し，一緒に分娩計画を立てられること。
現病歴　予定日は10月12日（3カ月後）。現在は妊娠28週0日。初産婦で，今まで順調な経過で特に問題はない。喫煙歴はなし。飲酒歴は妊娠がわかってから飲んでいない。
受療行動　分娩計画を立てるために後期妊婦指導を受けるようにいわれ来院した。
解釈モデル　初めての妊娠でお産がどうなるのか想像もつかない。出産経験のある友人からは「腰が砕けそうなほど痛い」と脅されたが，今まで仕事に多忙を極め，妊娠すら考えていなかった。突然の妊娠に喜んではいるものの，仕事を休むわけにもいかず，今までと変わらない生活を送っている。お腹の中の赤ちゃんがよく元気に育っていると感心するほどである。だんだんお腹が出てきて，妊婦としての自覚がでてきたので，そろそろお産についても真剣に考えないといけないのかな，と思っている。夫は立ち会い分娩などは希望していないと思っている。
既往歴　特になし。
家族歴　特になし。
患者背景　出版社に勤務。帰宅はいつも午後10時近くで，激務である。夫（32歳）とは5年前に職場結婚をして現在2人暮らし。今日は，来月号の出版が一段落ついたので休みをもらい来院した。夫とは，出産のことについてまだ具体的な話はしていない。義理の両親も実の両親もそれぞれ元気で地元で暮らしている。お正月に帰省するくらいで，あまり密な付き合いはしていない。
演技の指針　何事もてきぱきと進めたい性格なので，分娩についての情報を求める。仕事との両立を第一に考えながらも，説明を聞いて納得がいけば，勧められる分娩を受け入れる。

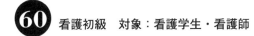

情緒が不安定，急に不安に襲われる

氏名・年齢	矢野 沙織（女性） 24歳
場面設定	市中病院の心療内科外来　初診
主訴	情緒が不安定，急に不安に襲われる
シナリオのねらい	単に症状についての情報を集めるのみでなく，患者の語りに傾聴し，内面にある不安を引き出して受け止められること。
現病歴	2カ月前から疲労感が強く朝起きるのが苦痛に感じている。一人でいると急に不安を感じて動悸を感じることがある。2週間前，仕事に行こうとしたが電車に乗ろうとした際，身体が動かなくなり，その場でうずくまって泣いてしまった。動悸よりも自分が予期しないタイミングで身体が動かなくなったり，泣いてしまうことに対して強い不安を感じている。食欲や体重に変化なし。普段から寝不足であることが多いので眠りにくいなどは感じていない。喫煙歴はなし。飲酒歴は時々付き合いで飲む程度（週1〜2回，酎ハイなど1杯程度）。身長158cm，体重50kg。
受療行動	母に相談し，受診を勧められた。
解釈モデル	仕事による過労かもしれないと思っている。精神病だと仕事がもらえなくなるので，職場には知られたくない。何とか薬で治したい。
既往歴	月経困難症でピルを飲んでいる。便秘気味。
家族歴	父は高血圧。母は乳癌で6年前に手術をした。
患者背景	カメラアシスタント。仕事は早朝から夜遅くまででかなり激務。仕事場で急な対応や変更を求められることが多く，大声を出されたり，強い口調で指示を出されることも頻繁にある。ストレスはあるが仕事にやりがいを感じている。大変な仕事だが，頑張り時なので早く治療をして仕事に取り組めるようになりたいと思っている。一人暮らし。食事は仕事現場で出されるお弁当を食べることがほとんどで，炭水化物が多い。休みの日は家で映画を見たり，昼寝をしたりなど，のんびり家の中で過ごす。父（50歳），母（49歳），祖父母らが隣町で健在。父はカメラアシスタントの仕事を理解してくれず，会うたびに辞めろというので最近は会っていない。母とは時々一緒に食事をする。
演技の指針	自分自身の感情をコントロールできない不安があり，どうしたらいいかわからず困惑しているため，やや不安そうな様子で話す。

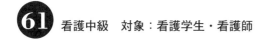

血糖コントロールができない

氏名・年齢 山田 克雄（男性） 65歳
場面設定 市中病院の内科病棟。糖尿病の教育入院5日目
主訴 血糖コントロールができない
シナリオのねらい 患者に傾聴し，症状および心理的な背景を探り，受け止めること。
現病歴 2年前から糖尿病の診断を受け，インシュリン治療を受けている。HbA$_{1C}$ 10％前後であったがここ数ヶ月で増加し12.5％まで上がってしまい，血糖のコントロール不良にて教育入院をすることになった。血圧135/76mmHg，喫煙歴は20歳より1日1箱。飲酒歴は1日ビール2～3缶（350ml）とウィスキーを2杯程度。身長168cm，体重100kg。
受療行動 医師に教育入院を勧められた。
解釈モデル 一人暮らしで，特に趣味もなく，楽しみは毎日お酒を飲むことぐらいなのでなかなかやめられない。入院してからお酒が飲めないのでストレスである。色々指導してくれるけど，もう歳だし，自由に生活させてほしいと思う。
既往歴 5年前に脳梗塞で倒れ，救急搬送された。幸い治療が早く後遺症はなく3カ月で復帰できた。5年前より高血圧にて内服治療（アムロジン内服）
家族歴 父は脳梗塞で20年前（70歳）に他界。母は5年前に乳癌で他界（80歳）。
患者背景 12階建てのビルの管理人をしている。脳梗塞で倒れてから，体に自信がなくなり，それまで勤めていた車の製造会社をキッパリ辞めた。過重労働でストレスが大きかったので，気楽なビルの管理人を再就職先に決めた。仕事を変わったことで妻と折り合いが悪くなり2年前に離婚。食事はコンビニ弁当を食べることがほとんどで，炭水化物が多い。休みの日はパチンコをして過ごす。運動はあまり好きではない。一人暮らし。子供はいない。弟（62歳）は遠方で家族と暮らしている。
演技の指針 お酒のことや，食事のことは，答えるのがわずらわしそうに話す。

62 看護中級　対象：看護学生・看護師

術前に不安がある（乳癌）

氏名・年齢　山本　ふじ子（女性）　45歳
場面設定　市中病院の外科病棟。入院2日目。2日後に乳癌の手術。患者の不安があると申し送りがあり，看護師が訪室
主訴　術前に不安がある
シナリオのねらい　手術と治療に対する不安を引き出し，共感できること。更年期で子供のいない女性が乳癌を患うことの不安を理解できること。
現病歴　3週間前，右乳房のしこりで受診。乳癌と診断される。6カ月ほど前からブラジャー装着時に右胸がつっぱるような感じがした。触るとしこりがある。痛み，皮膚の変化など他に症状はない。今回は乳房温存手術の目的で入院。アレルギーなし。喫煙歴，飲酒歴はなし。
医師からの説明　右乳癌Ⅰ期（2cm）である。しこりは右外側上部にあり，リンパ節転移はない。明後日しこりのある部分を切除し，その後は病理検査の結果に応じて外来で抗癌剤による化学療法を行う可能性もある。乳房はできるだけ温存する術式でいく。
解釈モデル　乳癌ということにショックを受けている。3週間前にテレビの乳癌特集をみて，自分のしこりと同じだったので，怖くなって受診した。6カ月前おかしいと思ったときに受診していればよかったと悔やんでいる。まだ乳癌Ⅰ期の早期癌であったのが救いであるが，癌は本当に治るんだろうか，癌がうまく取れなかったらどうしよう，再発したらどうしようという恐怖感が強い。子供に恵まれなかったのは残念だが，夫との今の生活は自分にとって快適である。夫は今回の病気をとても心配して，気遣ってくれているが，夫との性生活が今まで通りうまくいくのか不安を感じている。前の職場で乳癌の手術をした知人が一年後に離婚したケースを知っているのでそうなったらどうしよう。夫は血とか傷とか痛みに弱い方なので，手術後の傷跡をみて拒否反応を起こすのではないかと心配である。私の胸はどんな風になるのだろう。みにくい傷跡が残るのだろうか。先生におまかせするしかないと思っているものの不安はつきない。
既往歴　25歳のとき盲腸の手術。
家族歴　父は心不全で6年前に他界。
患者背景　大学の教員で栄養学の講師。勤務時間は午前9時から午後7時だが，会議などで帰りが午後10時過ぎになることもある。夫（45歳）は別の大学の教員。25歳で結婚。それ以来20年，夫と2人暮らしをしている。お互いに仕事が忙しいので

夫婦間の会話は多くはないがわかり合っていると思う。年に1回は学会を兼ねて2人で旅行をするようにしている。母（70歳）は父が亡くなって以来，弟の家族の家の近くで元気に一人暮らしをしている。

演技の指針　口数は少ないが明朗であまりくよくよ悩まないタイプ。個人的な悩みは話さない方だが，再発の恐怖と傷跡についての不安は自分で処理できず，機会があったら聞きたいと思っている。看護師役に聴いてもらえそうに感じたら打ち明ける。

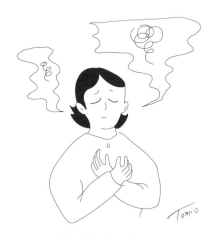

手術の跡は残るのだろうか

⓺③ 看護中級　対象：看護学生・看護師

術前に不安がある（子宮筋腫）

氏名・年齢　古川　美紀子（女性）　40歳

場面設定　市中病院の産婦人科病棟。子宮筋腫の手術のため入院して2日目。術前検査が終わり病室に戻ったところに，看護師が訪室

主訴　術前に不安がある

シナリオのねらい　患者が手術前に抱える不安や，小さい子供がいる家庭で母親が入院することによって生じる不安，問題を引き出し共感できること。

現病歴　5年前から下腹部に圧迫感があり，子宮筋腫を指摘された。2年前頃からは貧血といわれ，鉄剤を飲み始めた。この頃から月経時に血のかたまりが混じるようになった。手術を勧められたが，なかなか決心がつかなかった。次第に腰痛もひどくなり，最近は生理時，家事は困難になってきている。喫煙歴，飲酒歴はなし。

医師からの説明　新生児頭大の子宮筋腫があるので，全身麻酔の開腹手術で子宮を全摘する。手術日は明日で手術時間は約2時間。入院期間は10日間の予定。

受療行動　手術はできれば避けたかったので通院で治療を受けていたが，腹痛・腰痛，貧血などの症状がひどいのと，医師の勧めもあり，手術を受けることにした。

解釈モデル　生理の時はつらいが他の時期は何とか我慢できるので，本当に手術が必要なのかという思いも少しある。また，痛みにとても弱い方で，手術後の傷の痛みに耐えられるか不安である。夫と子供のことも心配で，娘は甘えん坊で寂しがり屋なので私がいなくて泣いていないか，夫は食事を子供にちゃんと食べさせているかなど心配はつきない。一応，母には来てもらっているが，リウマチがあり無理はいえない状態。夫に手伝ってほしいと思っている。

既往歴　5年くらい前から花粉症，その他なし。

家族歴　父は糖尿病。母はリウマチで通院中。

患者背景　夫（48歳）は商社に勤務。長女（小2）の3人家族。明朗活発な性格。結婚前にデパートのブティックで3年間働いていたが，結婚後は専業主婦。1年前，夫の転勤で東京から地方に引っ越してきた。子供達はすぐ新しい学校に馴染み友達もたくさんできた。自分も子供会活動を通していろんな人と出会い楽しく過ごしている。また，半年前より友人と地域でボランティア活動を始めた。そのため，月に5〜6回は出掛け，それがストレス解消になっている。夫は毎日午後9時頃帰宅する。地方の風になじめず，東京にいた頃よりずいぶん表情が暗くうつ気味なので心配している。両親ともに地元で健在。夫の両親は小さい頃に離婚しており，義父は3年前事故で他界し，義母とは長く連絡をとっていない。

シナリオ集　183

演技の指針　麻酔から覚めたあとの痛みの不安をはじめに話し，看護師役に聴いてもらえそうに感じたら，子供や夫，リウマチの母のことなどを徐々に話す。

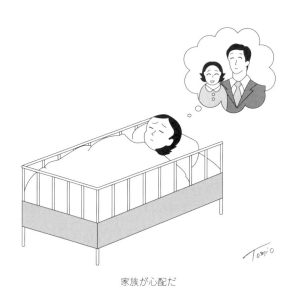

家族が心配だ

付1　フィードバックチェックリスト

	チェック項目	できた　○ できない×	面接中に起きた事実 （言葉・しぐさ・態度など）	SP が感じたこと・ 思ったこと
面接のはじめ	呼び入れは適切であったか			
	自己紹介は適切であったか			
	名前の確認はあったか			
	アイコンタクトは適切であったか			
	座る位置は適切であったか			
	身だしなみは適切であったか			
	話しやすい雰囲気であったか			
面接を通して	自由に話すことができたか			
	症状について話せたか			
	不安なことについて話せたか （病気・家族・仕事・将来等）			
	共感的態度を感じたか			
	話した内容は理解されたか （まとめ・言いかえ）			
	話し方は適切であったか（専門用語・速度・声の大きさ・話の進め方・話す言葉）			
面接のおわり	信頼できる人と感じたか			
	不安感が軽減されたか			
	前向きな気持ちになれたか			
	話を聞いてもらえてホッとしたか			
	今後の方向性が示されたか			
	具体的なアドバイスがあったか			
	今後もこの医師にかかりたいと思ったか			

付　録　185

付2　フィードバック用語集

オープニング
呼び入れ・座る位置・向き・あいさつ・名前の確認・自己紹介・身だしなみなど

ポジティブな言葉（P）	ネガティブな言葉（N）
安心できるような／話しやすそうな／誠実そうな人柄／気を遣ってくれているような／心地が好い／大事に思ってくれているような／明るい／穏やかな／落ち着いた／好感がもてる／丁寧な／きちっとしている／緊張感がほぐれる／気持ちの良い／安らぎを感じる／やさしそうな人柄／清潔感のある	神経質そうな／緊張しているような／不親切な／どうしてよいかわからないような／横柄な感じ／何も考えていないような／落ち着きがない／ぞんざいな／居心地が悪い／親しみにくい／無作法な／話がしにくい／不安な気持ちになる／思いやりがなさそうな／無頓着な／関心がないような
（例）「長い間お待たせしました」といわれて，とても丁寧な先生だと思いました。	（例）座った位置があまりに先生と接近していたので，とても居心地が悪く困りました。

マナー・態度・ボディランゲージ
アイコンタクト・表情・熱意・態度など

ポジティブな言葉（P）	ネガティブな言葉（N）
熱意を感じる／安心して話せる／気配りがある／不安がなくなる／暖かさを感じる／やさしさを感じる／真剣に聞いてくれている感じ／信頼感を強くする／冷静な印象を受ける／話がしやすい／真摯な態度が伝わる	突き離したような／怒っているような／熱意がなさそうな／急いでいるような／せきたてられるような／イライラしたような／やる気がなさそうな／ためらうような／軽々しい／困惑したような
（例）「心配ありませんからね」といいながらそっと肩に手をおいてくださったので，とても暖かさを感じました。	（例）質問をした時に，時計をチラチラみておられたので，せきたてられているような気持ちになりました。

会　話
言葉遣い・質問・うなずき・あいづち・促し・共感・確認・要約など

ポジティブな言葉（P）	ネガティブな言葉（N）
よくわかった／落ち着いて話せた／うれしく思う／聞きやすかった／話しやすかった／心地よく感じた／気にならなかった／十分話すことができた／わかってくれたような／うれしく思う／気持ちが安らぐ／励ましてもらったような／話が伝わる／わかりやすく感じる／頼もしく思う／優秀な感じ／聴いてもらえた	聞き取りにくかった／焦ってしまった／理解されない／話がわかりにくい／話をするのが困難／不安に思う／気がついていない／無視されたような／大雑把だと感じる／間違いが多く不安／不安な気持ちでいっぱい／決めつけてしまっているような感じ／悲しい気持ちになる／いらいらさせられる
（例）話しの途中で何度も「それでどうしましたか」と促して下さって，スムースに話ができました。	（例）質問の途中で同じことを何度も聞き直され，理解されていないのではと不安に思いました。

クロージング
全体を通しての思い

ポジティブな言葉（P）	ネガティブな言葉（N）
不安な思いがなくなった／礼儀正しく好感がもてた／悩みを聞いてもらえホッとした／気持ちをわかってもらえた／心配に思っていることが聞けた／理解してもらえてうれしかった／ありがたいと思った／方針が示され安心した／信頼感をもてた／前向きな気持ちになれた／十分納得ができた／続けて受診したいと思った／感謝の気持ちがわいてきた／助けてもらえた	よく理解できなくて心配になった／頼りない感じが残った／悲観してしまった／どうしてよいのかわからなくなった／早く終わってほしい気持ちになった／終わってホッとした／質問が多くて戸惑った／専門用語が多くてわりにくかった／信頼感をもつことができなかった／疲れを感じた
（例）丁寧な診察と，わかりやすい説明をしてくださったので，不安な思いがなくなりました。	（例）診察中に専門用語をたくさん使って話されたので，わかりにくくて困りました。

付3　フィードバック例文集

例1

> P：どんな先生が診てくださるのか，とても緊張していたのですが，「長くお待たせして申し訳なかったですね」と，気遣いの言葉で迎え入れてくださったので，ホッといたしました。
>
> N：私の話を聞いた後，熱心にメモをしてくださったのはよいのですが，ずっと下を向いたままでしたので，ひとり取り残された感じがして戸惑いました。
>
> N：説明してくださる時に聞き慣れない言葉を使われたので，よく意味がわからなくて，お聞きしようか迷ったのですが，結局聞けないまま話が進んでいったので，よく理解できないままで終わってしまいました。
>
> P：症状について今後注意しなければいけないことを，メモに書いて渡してくださったので，これで忘れずに気をつけることができると思いました。とても親切な先生でよかったなと思っております。

例2

> P：今日は検査結果の説明があるので，緊張して診察室に入ったのですが，私の顔をみて「お久しぶりですね」とさりげない言葉をかけてくださり，その一言で気持ちがスーとほぐれました。
>
> N：カルテを真剣な表情でみてから「うーん」と一言いわれたまま，何ともおっしゃらなかったので，なにか大変悪い状況なのかと不安な気持ちになりました。
>
> P：私がいったことをそのつど繰り返して確かめてくれたので，ちゃんと受け止めてもらえているな，と安心できました。
>
> P：診察が終わる前に，「何か心配なことがありましたらなんでも話してください」といわれ，気になっていたことを伝えることができて安堵いたしました。

例3

> P：穏やかな表情で「こちらにお掛けください」と椅子をすすめてくださって，親切な先生だなと感じました。
>
> N：次から次へと質問され，面接を終えた後に軽い疲れを感じました。
>
> P：それでも，私の話を聞きながら「それは大変でしたねー，つらかったでしょう」とじっと私の目をみて言ってくださったので，辛い気持ちを受け止めてもらえたと感じ，嬉しくなりました。

例4

P：話を聞き，途中でうなずきながら「それでどうしましたか」と話を促す言葉を度々かけてくださったので，とても話しやすく伝えたいことはほとんど言うことができて満足しています。

N：質問される声が小さかったので，聞き取りにくく，聞き間違えないように気をつけました。

P：私の体調に配慮しながら診察をしてくださったので，安心して受けることができました。

付4　SPの質のコントロール評価表（Quality Control and Evaluation）

イベント名：_____　　　日付：_____
SP：_____　　　観察者：_____
学生：_____　　　場所：_____

演技評価　　　とても悪い　　　　　　　　　　　　　　　とても良い
1　正確性　　　　　1　　　　　2　　　　　3　　　　　4　　　　　5
2　リアリティ　　　1　　　　　2　　　　　3　　　　　4　　　　　5
3　感情表現　　　　1　　　　　2　　　　　3　　　　　4　　　　　5
コメント：_____
_____

フィードバック評価　とても悪い　　　　　　　　　　　　とても良い
1　構成（全体）　　　　1　　　　2　　　　3　　　　4　　　　5
（理論的で発展性がある，PNPの順序で伝えた）
2　明確性　　　　　　　1　　　　2　　　　3　　　　4　　　　5
（簡潔で思慮深い言葉）
3　具体性　　　　　　　1　　　　2　　　　3　　　　4　　　　5
（原因となる言動とその影響を示す）
4　学生の参加度　　　　1　　　　2　　　　3　　　　4　　　　5
（生徒と一緒に議論）
避けたいフィードバックを言った数：_____個のうち_____個
コメント：_____
_____

（OSCEなどSPが評価をする時）
チェック項目の合計数：_____
観察者との評価の差異：　情報収集の部分：_____
　　　　　　　　　　　　身体診察の部分（もしあれば）：_____
　　　　　　　　　　　　医学的説明の部分（もしあれば）：_____
SPが聞かれていない情報を答えた回数：_____

観察者とはSP養成者などSPを指導する立場の人を指します。SPの演技，フィードバックの評価，またはOSCEなどの試験でSPが学生の評価をする場合に，SP自身の学生の評価とSP養成者からみた学生の評価を比較し，その差異をみることができます。

付5　タイムライン・ワークシート

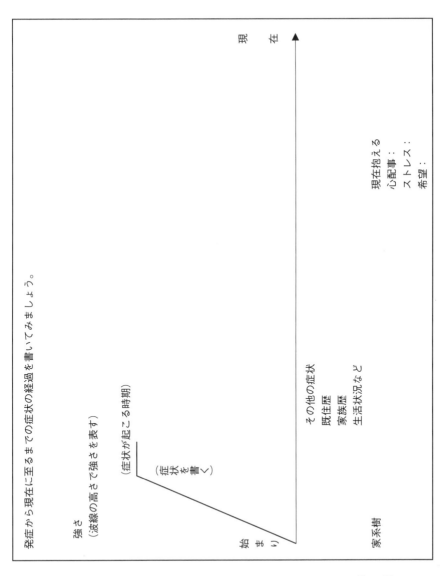

付6　ライフスタイル・ワークシート

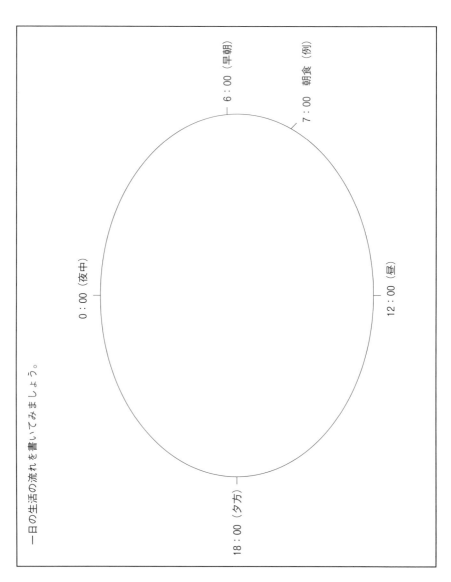

付7　模擬患者さんのための用語集

[あ]

アイスブレイク：初めて会った時の緊張を氷にたとえ，その緊張をほぐすような行為，
　　たとえばゲームや軽い自己紹介などのことを指す。

インフォームドコンセント：多くの場合，説明の上での同意と訳される。医師による
　　診断結果と治療法についてのわかりやすい説明に基づいて，患者が主体的に納得
　　して同意したり選択すること。

ウイルス：細菌より小さく，電子顕微鏡でないとみえない病原体のこと。

壊死（えし）：人体の死とは違い，体の一部分を構成する細胞だけが局所的に死滅す
　　ること。

MRI：磁気を使って身体の中の断面を写す検査のこと。

炎症：身体を守るために，身体の一部が熱をもち，赤く腫れたり痛んだりすること。
　　【誤解例】皮膚の表面に現れる症状だけのことだと思われていることがある。

OSCE（Objective Structured Clinical Examination：オスキー）：客観的臨床能力試
　　験。主に臨床実技能力を評価する方法。医療面接，バイタルサイン，頭部・胸
　　部・腹部・神経学的理学所見，小外科（ガウンテクニック，消毒，縫合など）を
　　正しく行えるかを試験する。具体的には，実際の診察をする際に必要となる話し
　　方，胸や心臓の音の聞き方，患者に触れて異常の有無を察知するやり方がうまく
　　行えるかどうかをはかるテストのこと。

OSCE のステーション：OSCE の試験会場における，個々の試験が行われる部屋の
　　こと。

[か]

解釈モデル：患者が自分の今の病状をどのように解釈し，理解し，そしてどういう見
　　通しをもっているかということ。自分の病気に対する患者の視点。例えば，「母
　　も胃癌で亡くなったので，私も胃癌ではないかと心配です」など。

開放型／閉鎖型質問（open-ended question / close-ended question）：開放型質問
　　（開かれた質問）とは，患者に自由に話してもらうための問いかけで，例えば，
　　「本日はどうなさいましたか」「その症状についてどのように考えていらっしゃい
　　ますか」などである。一方，閉鎖型質問（閉ざされた質問）とは，はい，いいえ，
　　で答えがすむような質問である。例えば，「腹痛はありましたか」など。

潰瘍（かいよう）：病気のために，粘膜や皮膚の表面が炎症を起こしてくずれてきた

傷が深くえぐれたようになった状態。【誤解例】胃潰瘍・十二指腸潰瘍等の言葉になっていることもあり，病気の名前と思いこんでいる人が多い。

鑑別診断：患者の症状や診察して得られた情報から，どのような病気に由来しているのかを見極めようとする診断のこと。例えば，「血を吐く」ような症状をおこす病気として，胃・十二指腸潰瘍，食道静脈瘤がある，という使い方をする。

緩和ケア：病気に伴う痛みや苦しみを和らげることを優先する医療。

共感：医療面接では，医師が患者の悩みや苦痛を患者の立場に立って熱心に考えようとすることを指す。

クリニカルパス：退院までの道筋を示した表。

傾聴：患者の話に熱心に耳を傾け，遮ることなくじっくり聞くこと。

コア・カリキュラム：医学教育においては医学生が卒業までに学んでおくべき態度，技能，知識に関する教育内容のこと。一般的には，教育機関の使命や目標，社会のニーズに照らして，その機関の中心となる教育課程，内容のこと。

コミュニケーション：言語，あるいは言語によらないメッセージのやり取りを通して，当事者がお互いに何らかの影響を及ぼしあう過程。主に言語的コミュニケーション（言葉のやりとり）と非言語的コミュニケーション（態度や表情，声の調子，早さ，など）がある。

コンプライアンス：治療・生活指導など医師の指示に従うこと。医療では服薬について使われることが多い。

[さ]

さえぎり：コミュケーションにおいて，その流れを邪魔してしまうような言葉や行為のこと。

GP（general practitioner：ジーピー）：一般医のこと。各臓器系領域の専門医に対比する呼称である。患者を臓器別領域の選択なしに対処し全人的に診療する。強調点の違いで，家庭医，かかりつけ医，総合医，プライマリ・ケア医などともよばれる。

システムレビュー：頭部から足の先まで，すべての臓器，部位に関する患者の疾患を漏れなく診察し記録するための系統的な診察法のこと。簡易的には食欲，睡眠，排便，アレルギー，月経などを尋ねる。

腫瘍（しゅよう）：細胞が過剰に増えて塊になったもの。一般に増殖が緩やかで悪影響を及ぼさない良性腫瘍と，周囲の組織に進入し，遠隔転移して身体を破壊しながら増殖する悪性腫瘍がある。

受容：医療の場では，1)患者が自分の病気について，それを自分の問題だとして受け入れること。2)医療者が患者の気持ちを受け止め尊重すること，を示す。

受療行動：人が身体に異常をきたし，何らかのケアを受ける必要性を感じたときにと

る行動のこと。病気行動ともいう。具体的には，医療機関を受診することのほか，安静を保つ，市販薬を飲むといった行動を指す。

シラバス：講義の時間割，要目のことで，大学の講義の時間割，その講義の内容が載っている冊子のことも指す。

浸潤（しんじゅん）：組織に炎症が起こったとき，白血球がその組織の中へ入っていくことや，反対に病巣が周囲の組織を徐々に侵し広がっていく状態。

振戦（しんせん）：身体の一部または全体が一定のリズムまたは，さまざまな形で無意識にふるえてしまうこと。

心理的状況：今置かれている心の状態。例えば災害を経験したときに，また同様のことが起こるのではないかという不安な気持ち。

髄膜炎（ずいまくえん）：脳や脊髄の表面をおおっている髄膜に，ウイルス，細菌，真菌などが感染し，急性の炎症が起こること。

ステロイド：炎症を抑えたり，免疫の働きを弱めたりするホルモン。【誤解例】ホルモンの名称としてよりも薬の名称として理解されているが，正常な状態でも身体を維持するために重要な働きをしている。

生検：患部の一部を取って，顕微鏡などで調べる検査。この検査の結果によって，診断を確定する。

セカンドオピニオン：今かかっている病気や治療方法について，他の病院の専門医の意見を聞き参考にすること。

[た]

対処行動：何か問題が生じた時，それを克服するための積極的な行動を意味する。例えば，腰痛時に湿布を貼ることや，ストレス時に音楽を聴いてリラックスすること，など。

タスクフォース：医学教育のワークショップにおいて，参加者の作業や討論を促す役のことであり，ファシリテータ，助力者，促進者ともいわれる。タスクフォースはワークショップの目標，評価などを立案し，資源を整備し，実施するが，討論自体には参加しない。

治験：新しい薬を開発するために，人で効果や安全性を調べる試験のこと。

チュートリアル：教えないで学ばせる成人学習理論に基づく教育方法のこと。多くは講義ではなく学習者に課題が与えられ，少人数のグループでの討論を通じ自学自習していく教育システムである。

[は]

バイタルサイン：バイタル（生きている）サイン（徴候）は，人間の生命の基本的な徴候のことで，一般的には脈拍・呼吸・体温・血圧を指す。

付　録　195

標準模擬患者（standardized patient）：特定の症例において，既往歴や身体所見を，信頼性をもって再現できるように訓練を受けた人のこと。一般の模擬患者と異なる点は，演技が標準化（複数の SP で同じように演じることができること）されており基本的にはアドリブが許されず忠実に特定の症例を再現することを求めることである。結果的に SP と比較して演技の自由度は小さくなっている。

病歴の必須7項目：患者の訴えの全体像について，系統的に明らかにするために質問するとよい7つの項目のこと。

When―症状についての時間軸
Where―症状がある部位
Quality―症状の性質
Quantity―症状のひどさの程度
Aggravating factors―増悪因子
Alleviating factors―寛解因子
Associated symptoms―随伴因子　の7つである。

ファシリテータ：講義，セミナー，ワークショップなどで学習者の発言を引き出したり，会話やディスカッションがスムーズに運ぶようにサポートする司会進行役の人のこと。

フィードバック：行動や反応の結果を参考にして修正し，より適切なものにしていく仕組み。学習者の能力を向上させる目的で，指導者が学習者に情報を提供するプロセス。医療面接の実技を行ったのち，良かった点，改善したほうがよい点を指摘することで，今後さらに良くなるように振り返ること。

プライマリ・ケア：地域にいて，どんな病気でもすぐ診てくれ，相談にのってくれる医師による医療のこと。

PET（ペット）：癌細胞に集まる特別な薬剤を体内に注入し，その集まり具合を撮影する検査。癌の有無や位置を詳しく調べることができる。【誤解例】PET 検査をすれば癌のことが何でも判るとの誤解や，CT・MRI より詳しく，全てに優れているという誤解が多い。

ポリープ：胃や腸の内側にできるイボやコブのようなもの。【誤解例】ポリープは，悪性のものではないと思っている人が多い。

ポリクリ：学生を小グループに分け，外来および入院患者について，各診療科ごとに行われる臨床実習およびベッドサイド教育のこと。それまでに修得した医学知識を実際の臨床の場で応用する最初のステップ。具体的には病院に学生が出かけていき，実際に患者を診ることにより，医師としての現場を学ぶこと。普通5年生から行われるが，そのやり方は各大学によって異なっている。

[ま]

メタボリックシンドローム：内臓に脂肪がたまることにより，さまざまな病気を引き
　　起こす症状。【誤解例】単に太っていることだと勘違いされていることが多い。

免疫：体内に病原菌や毒素他の異物が侵入しても，それに抵抗して打ちかつ能力のこ
　　と。

模擬患者（simulated patient：SP）：医学教育のために設定された状況に沿って患者
　　役を演じる人のこと。演じ方は個々の SP の裁量により自由度が高い。

[ら]

ライフサイクル：出産や両親との同居など，人生における，その時々に特徴的な出来
　　事を一つの円環的な流れとして据えたもの。誕生から死までの人生を特徴的な出
　　来事に基づいて，いくつかの周期に分ける。

ラポール：患者が医師を信頼し，気軽に自由に話せる関係，雰囲気のこと。

ロールプレイ：臨床技能を学ぶ方法の一つ。設定された状況に沿って医師役と患者役
　　を演じること。その過程を論ずることで問題点と解決法を探り出す。

日本医学教育学会 医学医療教育用語辞典編集委員会『医学用語辞典』照林社，2003 年，国
立国語研究所「病院の言葉」委員会「「病院の言葉」を分かりやすくする提案」国立国語研
究所，2008 年を参照。

付8 参考文献

本書執筆にあたって参考にしたもの，および初学者の参考になる文献をあげる。

コミュニケーション関係

中村千賀子『歯科衛生士のための高齢者とのグッドコミュニケーション』医歯薬出版，2001 年

Ｒ・Ｎ・ジョーンズ（相川充訳）『思いやりの人間関係スキル──一人でできるトレーニング』誠信書房，2003 年

杉本なおみ『医療者のためのコミュニケーション入門』精神看護出版，2005 年

原岡一馬編集『人間とコミュニケーション』第 5 版，ナカニシヤ出版，2005 年

Ｄ・Ｌ・ローター，Ｊ・Ａ・ホール（石川ひろの，武田裕子監訳）『医師と患者のコミュニケーション──より良い関係作りの科学的根拠』篠原出版新社，2007 年

内山靖，藤井浩美，立石雅子，阿部恵子，安井浩樹『リハベーシック　コミュニケーション論・多職種連携論』医歯薬出版，2020 年

黒澤昌洋，山本恵美子，山中真，阿部恵子「高齢模擬患者参加型演習に参加した 1 年次看護学生のコミュニケーションに関する 8 ヶ月後の認識」『愛知医科大学看護学部紀要』20，19-29 頁，2021 年

医療面接関係

藤崎和彦，津田司，伴信太郎，畑尾正彦，中村千賀子，大滝純司「第 1 回基本的臨床技能の教育法ワークショップ報告」『医学教育』29，6-9 頁，1998 年

斎藤清二『はじめての医療面接──コミュニケーション技法とその学び方』医学書院，2000 年

Platt FW, Gordon GH（津田司監訳）『困った時に役立つ医療面接法ガイド──困難な医師-患者関係に対処するコツ』メディカル・サイエンス・インターナショナル，2001 年

飯島克己『外来でのコミュニケーション技法──診察に生かしたい問診・面接のコツ』日本医事新報社，2002 年

山田隆文『でんたるこみゅにけーしょん──歯科医療面接総論』学建書院，2002 年

Ｓ・Ａ・コール，Ｊ・バード（飯島克己，佐々木将人訳）『メディカルインタビュー──三つの機能モデルによるアプローチ』第 2 版，メディカル・サイエンス・インターナショナル，2003 年

R・C・スミス（山本和利監訳）『エビデンスに基づいた患者中心の医療面接』診断
　　と治療社，2003 年

名古屋大学医学部附属病院総合診療科（編）『医療面接入門第 7 版（実習用教材)』
　　2006 年

松村真司，箕輪良行『コミュニケーションスキルトレーニング——患者満足度の向
　　上と効果的な診療のために』医学書院，2007 年

向原圭著，伴信太郎監修『医療面接——根拠に基づいたアプローチ』文光堂，2006
　　年

伊藤孝訓，寺中敏夫編著『患者ニーズにマッチした歯科医療面接の実際』クインテッ
　　センス出版，2008 年

鈴木一吉，廣藤卓雄，森啓，長谷川篤司『歯科医療面接——アートとサイエンス』
　　第 3 版，砂書房，2020 年

Barrows HS, Abrahamson S : The programmed patient : A technique for appraising
　　student performance in clinical neurology. *Journal of Medical Education* 1964 ; 39 :
　　802-805

Lipkin M Jr, Putnam SM, Lazare A : *Frontiers of Primary Care the Medical Interview* :
　　Clinical Care, Education, and Research, Springer-Verlag, 1995

Baile WF, Kudelka AP, Beale EA, et al : Communication skills training in oncology :
　　Description and preliminary outcomes of workshops on breaking bad news and
　　managing patient reactions to illness. *Cancer* 1999 ; 86 : 887-897

Fallowfield L, Jenkins V : Communicating sad, bad, and difficult news in medicine. *The
　　Lancet* 2004 ; 363 : 312-319

Rosenbaum ME, Ferguson KJ, Lobas JG : Teaching medical students and residents
　　skill for delivering bad news : A review of strategies. *Academic Medicine* 2004 ;
　　79 : 107-117

Kurtz S, Silverman J, Draper J : *Teaching and Learning Communication Skills in
　　Medicine*, Radcliffe Publishing, 2005

医学教育と OSCE 関係

伴信太郎「客観的臨床能力試験——臨床能力の新しい評価法」『医学教育』26,
　　157-163 頁，1995 年

「ルポ『看護版 OSCE』の実践——大阪・市立池田病院の現任教育での試み」『週刊
　　医学界新聞』2435 号，医学書院，2001 年

Cantillon P, Hutchinson L, Wood D（吉田一郎監訳）『医学教育 ABC——学び方,
　　教え方』篠原出版新社，2004 年

大滝純司『OSCE の理論と実際』篠原出版新社，2007 年

Dent JA, Harden RM（鈴木康之，錦織宏監訳）『医学教育の理論と実践』篠原出版新社，2010 年

厚生労働省医政局長「「良質かつ適切な医療を効率的に提供する体制の確保を推進するための医療法等の一部を改正する法律」の公布について（通知）」医政発 0528第 1 号，令和 3 年 5 月 28 日

シミュレーション関係

福井次矢監修『研修指導医ガイドブック』インターメディカ，2002 年

渡邉洋子『生涯学習時代の成人教育学（明石ライブラリー)』明石書店，2002 年

模擬患者養成関係

石清水由紀子，道場信孝，日野原重明，本田芳香『模擬患者（SP）ボランティア養成の現状と展望──ライフ・プランニング・センターにおける試み』日本財団図書館（電子図書館）研究業績年報，2002 年　URL: https://nippon.zaidan.info/seikabutsu/2003/00119/contents/0005.htm

加藤智美，藤崎和彦他編『模擬診察シナリオ集（第五版）病気になってはじめて知ったこと＆スケルトン病院』三惠社，2004 年

阿部恵子，鈴木富雄，藤崎和彦，伴信太郎「模擬患者の現状及び満足感と負担感──全国意識調査第一報」『医学教育』38，301-307 頁，2007 年

阿部恵子，鈴木富雄，藤崎和彦，伴信太郎「標準模擬患者の練習状況と OSCE に対する意識──全国意識調査第二報」『医学教育』39，259-265 頁，2008 年

阿部恵子，藤崎和彦，伴信太郎「模擬患者の協力を得た身体診察実習の今後の方向性」『日本保健医療行動科学会年報』23，59-73 頁，2008 年

日本ファーマシューティカルコミュニケーション学会編『薬学生・薬剤師育成のための模擬患者（SP）研修の方法と実践──効果的なコミュニケーション教育のための模擬患者の育成と実践』じほう，2009 年

阿部恵子「模擬患者養成」『医学教育白書 2022 度版（'19〜'22)』日本医学教育学会編集，篠原出版新社，2022 年

阿部恵子「医学教育における模擬患者参加型教育の実践とその役割」特集：卒前医学教育の変革〜より能動的に，より実践的に，『現代医学』70(1)，21-25 頁，2023年

阿部恵子，井上千鹿子「模擬患者養成者に求められる能力：The Association of Standardized Patient Educators (ASPE) Standards of Best Practice (SOBP) の日本語翻訳」『医学教育』54(3)，310-313 頁，2023 年

Barrows HS: *Simulated Patients (Programmed Patients): The Development and Use of a New Technique in Medical Education*, Charles C Thomas, 1971

Wallace P: Following the treads of an innovation: The history of standardized patients in medical education. *Caduceus* 1997 ; 13 : 5-28

Wallace P: *Coaching Standardized Patients: For Use in the Assessment of Clinical Competence*, Springer Publishing Company, pp. 127-145, 2007

Cleland JA, Abe K, Rethans JJ: The use of simulated patients in medical education: AMEE Guide No 42. *Medical Teacher* 2009 ; 31 : 477-486

Association of Standardized Patient Educators（ASPE：模擬患者教育者学会）サイト　URL: http://www.aspeducators.org/

執筆者一覧 （執筆順，＊は編者）

伴信太郎　中津川市地域総合医療センター，愛知医科大学病院，名古屋大学名誉教授（はじめに）

＊鈴木富雄　大阪医科薬科大学病院総合診療科（この本のねらい・第2章）

青松棟吉　佐久総合病院（第1章）

西城卓也　岐阜大学医学教育開発研究センター（第3章）

＊阿部恵子　金城学院大学看護学部看護学科（第4～7章）

桑畠　愛　元名古屋大学医学部附属病院総合診療科（第7章）

○シナリオ集作成
鈴木富雄／阿部恵子／青松棟吉／西城卓也／

田口智博（藤田医科大学）／

若林英樹（三重大学大学院医学系研究科地域医療学講座）／

岩倉加代子（元名古屋SP研究会）／小川尚子（元名古屋SP研究会）／

墨　憲子（元名古屋SP研究会）／

鈴木一吉（愛知学院大学短期大学部歯科衛生学科）／

阿部百衣子（立教大学心理学部心理学科）

○付録作成
阿部恵子／岩倉加代子／小川尚子／墨　憲子

イラスト：鈴木富雄
第2章図2・第4章図2：すみさとこ

《編者紹介》

鈴木富雄 (すずき とみお)

- 1991年　名古屋大学医学部医学科卒業
- 1991年　市立舞鶴市民病院勤務
- 2000年　名古屋大学医学部附属病院総合診療部勤務
- 2006年　名古屋大学医学部附属病院総合診療科講師
- 2014年　大阪医科大学地域総合医療科学寄附講座特任教授
- 2015年　大阪医科大学附属病院総合診療科科長
- 2021年　大阪医科薬科大学病院総合診療科科長
- 2024年　大阪医科薬科大学総合診療医学教室教授（現在に至る）
- 著　書　『Dr. 鈴木の眼底検査完全マスター（DVD）』（ケアネット，2008年），『Dr. 鈴木の13カ条の原則で不明熱に絶対強くなる』（羊土社，2015年）他

阿部恵子 (あべ けいこ)

- 1983年　名古屋大学医療短期大学専攻科特別専攻助産学科卒業
- 2001年　南山大学大学院外国語学部研究科英語教育専攻
- 2006年　名古屋大学大学院医学系研究科健康社会医学修了
- 2006年　岐阜大学医学部医学教育開発研究センター助教
- 2011年　名古屋大学大学院医学系研究科地域医療教育学講座助教
- 2015年　名古屋大学医学部附属病院卒後臨床研修・キャリア形成支援センター看護キャリア支援室准教授
- 2018年　愛知医科大学大学院看護学研究科教授
- 2022年　金城学院大学看護学部看護学科教授（現在に至る）
- 著　書　『医療コミュニケーション――実証研究への多面的アプローチ』（共著，篠原出版新社，2009年）他

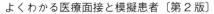

よくわかる医療面接と模擬患者〔第2版〕

2011年2月10日　初　版第1刷発行
2025年2月10日　第2版第1刷発行

定価はカバーに表示しています

編　者　　鈴　木　富　雄
　　　　　阿　部　恵　子

発行者　　西　澤　泰　彦

発行所　一般財団法人 名古屋大学出版会
〒464-0814　名古屋市千種区不老町1 名古屋大学構内
電話（052）781-5027/FAX（052）781-0697

© Tomio Suzuki et al., 2011
印刷・製本 ㈱太洋社
乱丁・落丁はお取替えいたします。

Printed in Japan
ISBN978-4-8158-1185-3

JCOPY 〈出版者著作権管理機構 委託出版物〉
本書の全部または一部を無断で複製（コピーを含む）することは，著作権法上での例外を除き，禁じられています。本書からの複製を希望される場合は，そのつど事前に出版者著作権管理機構（Tel：03-5244-5088, FAX：03-5244-5089, e-mail：info@jcopy.or.jp）の許諾を受けてください。

大谷　尚著
質的研究の考え方
―研究方法論からSCATによる分析まで―

菊 ・ 416 頁
本体3,500円

G・D・ラクストン他著　麻生一枝他訳
生命科学の実験デザイン［第4版］

A5 ・ 318 頁
本体3,600円

入山茂美／春名めぐみ／大林陽子編
現代の母性看護 概論

B5 ・ 224 頁
本体2,700円

入山茂美／春名めぐみ／大林陽子編
現代の母性看護 各論

B5 ・ 292 頁
本体3,600円

下野恵子／大津廣子著
看護師の熟練形成
―看護技術の向上を阻むものは何か―

A5 ・ 264 頁
本体4,200円

菅沼信彦著
最新 生殖医療
―治療の実際から倫理まで―

A5 ・ 242 頁
本体3,600円

M・ロック著　坂川雅子訳
アルツハイマー病の謎
―認知症と老化の絡まり合い―

A5 ・ 462 頁
本体4,500円

Y・ダーシィ著　波多野敬／熊谷幸治郎監訳
高齢者の痛みケア

A5 ・ 220 頁
本体2,700円

J・ストロング他編　熊澤孝朗監訳
痛み学
―臨床のためのテキスト―

B5変・578頁
本体6,600円

日吉泰雄著
血糖コントロールの実践
―臨床に根ざした糖尿病治療―

A5 ・ 198 頁
本体3,600円

一杉正仁／西山慶編
交通外傷
―メカニズムから診療まで―

B5 ・ 268 頁
本体6,800円